AF467674

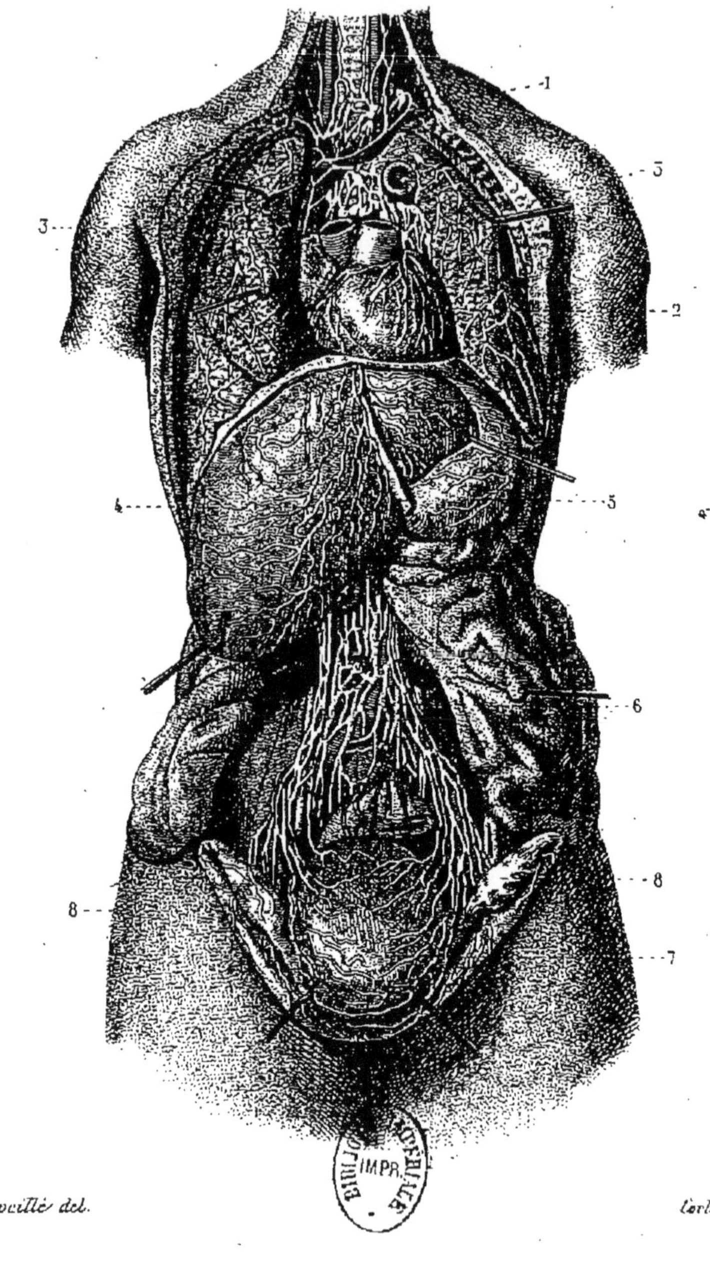

Léveillé del. *Corbié sc.*

LÉGENDE DE LA GRAVURE

ORGANES PLACÉS A L'INTÉRIEUR DU VENTRE ET DE LA POITRINE (femme).

1. Trachée artère, ou canal qui conduit l'air de la bouche dans les poumons.

2. Le cœur. Deux des gros vaisseaux qui partent de cet organe ont été coupés et apparaissent béants.

3. 3. Les poumons.

4. Le foie.

5. L'estomac caché par le foie. — Au-dessus de ces deux organes, se trouve une cloison horizontale qui sépare le ventre de la poitrine.

6. Le petit intestin écarté à gauche, le gros intestin écarté à droite laissent voir en partie les reins de chaque côté et au milieu des vaisseaux lymphatiques qui se distribuent à la matrice et aux ovaires.

7. La matrice ou l'utérus.

8. Les ovaires. — En arrière de la matrice on voit l'extrémité inférieure du gros intestin, le rectum, qui a été divisé pour permettre de découvrir les parties profondes.

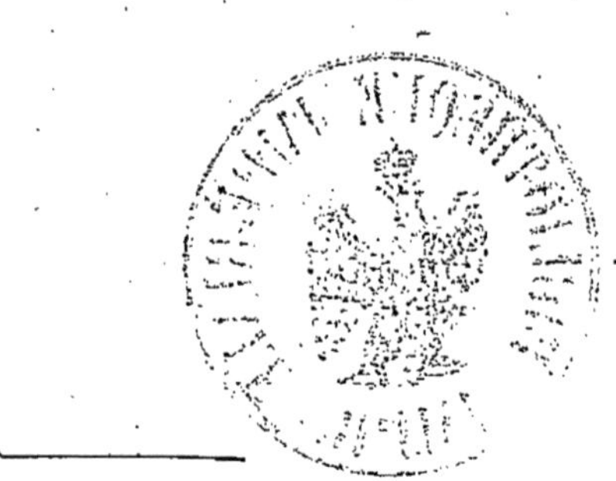

Paris. — Imp. VALLÉE, 15, rue Breda.

LE

MÉDECIN

DU BORD

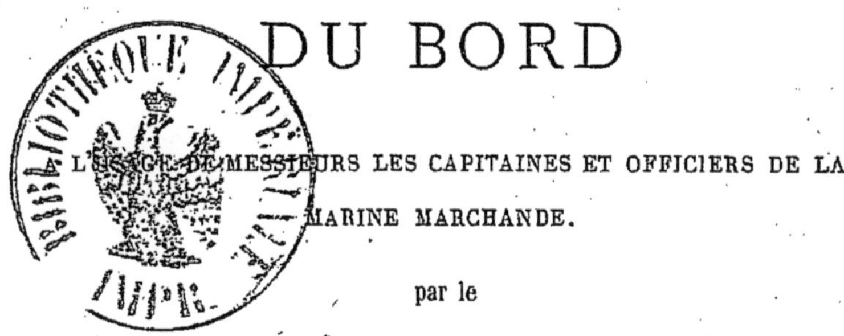

A L'USAGE DE MESSIEURS LES CAPITAINES ET OFFICIERS DE LA MARINE MARCHANDE.

par le

DOCTEUR A. LAUNAY.

Ex-chirurgien de la marine du commerce; médecin adjoint des prisons; suppléant de l'agent principal sanitaire; médecin du commissariat de l'émigration et de la compagnie des chemins de fer de l'Ouest au Havre.

PARIS

ARTHUS BERTRAND, LIBRAIRE MARITIME.

21, rue Hautefeuille.

HAVRE. — T. COCHARD, LIBRAIRE-ÉDITEUR.

—

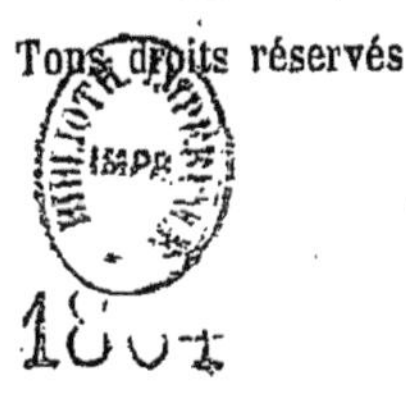

PRÉFACE

Indiquer aux officiers du commerce, en cas de maladie des matelots ou des passagers, comment on doit employer les ressources du bord, et quelles peuvent être ces ressources, tel est le but de cet ouvrage.

Sa destination spéciale exigeait non-seulement de la précision et de la brièveté dans les explications données, mais encore, et par dessus tout une connaissance toute particulière de la vie de bord.

M. le docteur Launay, auteur de ce travail, a navigué longtemps au commerce, connaissant par expérience les maladies ou accidents les plus fréquents en mer, ainsi que les moyens dont on dispose généralement, il s'est strictement renfermé dans un cadre qui donne à l'ouvrage un cachet essentiellement pratique.

Dans de telles conditions, nous n'avons pas hésité à publier ce « MÉDECIN DU BORD », qui nous paraît appelé à rendre de précieux services à la marine marchande, et à combler une lacune que maintes fois nous avons entendu qualifier de regrettable.

L'ÉDITEUR.

NOTA. — Notre prochaine publication contiendra une description, rapide des principaux organes du corps de l'homme, de leur position, de leurs usages. — L'exposition des maladies les plus communes en cours de campagne, leurs symptômes, leur traitement. — Nous terminerons par un petit traité d'hygiène et par le résumé des lois, ordonnances et règlements relatifs à la santé des équipages et à la police sanitaire.

LE MÉDECIN DU BORD

CHAPITRE Ier

Règles générales pour l'examen des malades.

§ I.

Un malade étant donné, deux choses sont à faire, d'abord reconnaître sa maladie, en second lieu procéder au traitement.

Au milieu de la scène de désordre, presque toujours un peu embrouillée, que présente un individu malade, reconnaître les signes qui sont caractéristiques de telle ou telle affection n'est pas toujours une besogne facile même pour les gens les plus habiles. C'est là dans l'exercice de la médecine le problème fondamental à résoudre. Ce qui fait le plus grand mérite d'un médecin, c'est de saisir d'un rapide coup d'œil, au lit de chaque malade, la catégorie de signes qui doit appeler principalement son attention, de reconnaître une maladie toutes les fois qu'elle existe, quelque soit l'aspect sous lequel elle se présente. Faute de la solution de cette première question on agit à l'aveugle, on est réduit à une inertie stérile, ou l'on déploie au hasard une activité infidèle et périlleuse.

Avant d'avoir recours au coffre à médicaments étudiez donc votre malade, et, si vous êtes devant un cas difficile, soyez réservés dans l'emploi des remèdes actifs.

Les maladies en face desquelles vous vous trouverez le plus souvent, sont heureusement du nombre de celles qui sont les plus faciles à reconnaître, dont les signes caractéristiques sont les plus tranchés. Nous vous recommandons néanmoins l'observation la plus attentive de tous les symptômes et l'examen de leur ensemble; rappelez-vous en effet que tel signe pris isolément peut être sans valeur, tandis que rapproché de quelques autres il peut acquérir une grande importance pour vous éclairer.

§ II

Lorsque vous êtes près d'un malade, si vous voulez des réponses satisfaisantes, il faut que vos questions soient claires et précises. Exprimez donc votre pensée aussi nettement, aussi brièvement que possible. Quelque doute, quelqu'hésitation qu'il puisse y avoir dans votre esprit, gardez-vous que le patient s'en aperçoive même dans les petites choses. Votre calme, votre assurance agissent sur son imagination et relèvent son courage.

§ III.

Si vous voulez ne rien omettre dans l'examen d'un malade, il faut que vous fassiez cette opération avec méthode; voici comment nous vous conseillons de procéder :

Extérieur du malade. — Les égards et les bienséances sociales ne peuvent vous retenir dans votre recherche, si le patient est au lit, découvrez-le donc tout d'abord.

La rapide inspection du corps tout entier suffira, à elle seule, pour vous permettre de reconnaître un certain nombre d'affections; souvent elle vous mettra à même de constater des signes dont le malade, par oubli, par honte ou par ruse, ne vous parlerait pas.

L'expression de la physionomie vous indique si la souffrance est vive et continue. Vous voyez si le malade est agité ou plus ou moins immobile, s'il occupe une position qu'il ne peut quitter. Vous constatez si la peau ne présente pas quelque particularité, comme une coloration anormale, des boutons, des dartres, des ulcères. Enfin d'un rapide coup d'œil vous avez pu vous assurer de l'état de propreté de l'individu, de son linge, de ses objets de literie.

Du pouls. — Recouvrez le malade et, lui prenant le bras, appliquez la pulpe de deux ou trois de vos doigts le long du poignet du côté du pouce, là vous trouverez facilement les battements d'une artère superficielle, et vous pourrez constater l'état de la circulation du sang. Par ce contact, vous serez averti du même coup de l'état de la peau, vous sentirez si elle est sèche ou moite, si elle est froide ou si elle présente de la chaleur fébrile.

Ne vous fiez pas de suite aux indications que vous donnera le pouls. Votre patient, en effet, impressionné par votre visite pourrait à ce moment présenter plus de fréquence dans les battements artériels, de l'irrégularité même dans leur rhythme. Mais si vous commencez la conversation avec lui, il se remet, et la circulation reprend le mouvement qu'elle avait avant votre arrivée. Vous pouvez donc sentir si le pouls est vif, rapide ou lent à raison du nombre de fois qu'il bat dans une minute. Le nombre des pulsations, chez l'homme adulte et dans l'état de santé, est de soixante à soixante-dix par minute. Vous pouvez constater si le pouls est dur, résistant, s'il est plein, gros, large ou petit, difficile à suivre, presque insensible ; et enfin s'il est régulier ou irrégulier.

Des circonstances qui ont précédé l'examen. — Tout en examinant le pouls vous commencez à questionner le malade, si tant est que par le trouble de sa raison ou par tout autre cause, il ne soit hors d'état de vous répondre. Dans ce dernier cas, il va sans dire que c'est à ceux qui l'entourent que vous demanderez des renseignements sur les circonstances qui ont précédé.

Vous demandez d'abord au patient de quoi il a principalement à se plaindre dans sa personne, s'il a quelque douleur, en quel endroit du corps. Afin d'éviter tout malentendu exigez qu'il vous désigne nettement avec la main le point ou les points douloureux. Puis il vous dira depuis combien de temps il est souffrant et ce qu'il a éprouvé avant votre visite.

INSPECTION DES DIVERS ORGANES

Ces premières notions acquises, prenez les divers appareils organiques dans l'ordre que nous allons indiquer, et cherchez si quelqu'un d'eux n'est pas en souffrance.

Système nerveux, appareils des sens. — Vous vous assurez si le malade a ou non du délire; s'il a de la somnolence ou de l'insomnie; si son sommeil est troublé par des rêvasseries; s'il a de la douleur de tête; si l'ouïe, la vue ne sont pas troublées; si la parole est facile ou difficile.

Appareil locomoteur. — Vous examinez s'il y a du tremblement des mains, des crampes dans les membres, des convulsions; si les mouvements sont libres ou empêchés par une cause que vous recherchez, par la paralysie, par exemple, ou par des douleurs dans les articulations.

Appareil digestif. — Vous avez ici à constater l'état de sa langue qui peut être large, humide, rosée, ou chargée d'une couche variant du blanc au jaune, plus ou moins sèche, quelquefois dure, fendillée, noirâtre ; cet examen est suivi de celui des gencives et du fond de la gorge si cela est nécessaire.

Vous demandez au malade s'il a perdu ou conservé l'appétit, s'il est altéré, s'il a des vomissements, si les matières vomies présentent des particularités, si par exemple elles sont bilieuses, sanguinolentes, noirâtres, etc. Vous devez voir si le ventre est souple, indolore, ou dur, balloné, douloureux, ou au contraire aplati, contracté. Puis vous vous informez s'il y a de la constipation ou de la diarrhée. Dans le cas de diarrhée, assurez-vous de la nature des selles, voyez si elles sont liquides, verdâtres, semblables à de l'eau de riz, si elles renferment du sang, des matières glaireuses.

Appareil circulatoire. — Vous avez fait l'inspection de cet appareil en vous assurant de l'état du pouls. Le nombre des battements dans une minute, vous a indiqué si le malade a de la fièvre, et à quel degré ; l'énergie plus ou moins grande des pulsations vous a donné la mesure de la force avec laquelle le sang se porte à la périphérie du corps. Si vous avez trouvé de l'irrégularité dans le pouls, informez-vous près du malade s'il a des palpitations, c'est-à-dire si son cœur bat avec une force et une vitesse qui l'aient frappé et quelquefois gêné.

Appareil respiratoire. — Regardez attentivement suivant quel rhythme se fait sa respiration. Souvenez-vous que, lorsqu'il y a de la fièvre, les mouvements respiratoires sont plus rapides, mais que la respiration est libre et égale tant que les organes contenus dans la poitrine ne sont point affectés. Si, au contraire, ces organes sont malades, la respiration est, non-seulement plus rapide, mais encore elle est gênée, inégale, le malade est, comme on le dit, oppressé. Très-souvent, il y a une douleur assez vive du côté malade, faites faire une grande inspiration à votre malade, et vous verrez ce mouvement brusquement arrêté par une douleur aiguë, qui a le plus souvent son siége vers le sein du côté affecté.

Vous vous occupez ensuite de la toux pour savoir si elle est fréquente, douloureuse, par quintes, sèche ou humide. Comme vous ne pouvez vous servir des moyens d'investigation, que de longues études mettent à la disposition du médecin, vous devez accorder d'autant plus de soin à l'examen des signes qui peuvent vous éclairer. C'est ainsi que vous devez vous faire présenter les crachats; il vous faut savoir s'ils sont abondants, s'ils viennent facilement, ou s'ils exigent une toux laborieuse pour être expulsés; s'ils sont simplement blancs, écumeux, ou bien épais, semblables à du pus, mélangés de sang ou composés de sang pur.

Appareil urinaire et génital. — Vous devez vous enquérir si le malade urine, s'il le fait avec ou sans difficulté; si l'urine est claire et abondante, ou trouble, diversement colorée et en petite quantité. Vous terminez enfin par l'examen des organes génitaux extérieurs.

§ IV.

Il est bien évident que cette revue ne constitue pas une méthode universelle que l'on doive suivre à la lettre dans l'examen de tous les cas. Cet ordre que nous avons indiqué peut être considéré comme un *memento* toujours utile, mais non comme une règle inflexible. Ainsi, par exemple, si un individu se présente à vous, en vous disant qu'il a la chaudepisse et l'un des testicules douloureux, l'examen ne sera ni long ni difficile; la maladie étant toute constatée, il ne restera plus qu'à procéder au traitement.

DU TRAITEMENT DES MALADES

§ I.

La première condition pour arriver à la guérison d'un malade, c'est de lui donner, avant tout médicament, un air pur à respirer. Dans un espace resserré, la transpiration par le poumon et par la peau, ne tarde pas à vicier l'air et à lui donner une mauvaise odeur, tandis que d'un autre côté il est privé de son principe vivifiant par la respiration. L'air ainsi vicié, fétide, suffit à lui seul pour occasionner des maladies, la fièvre typhoïde entre autres. C'est là un fait que j'ai constaté, nombre de fois, parmi les gens même pour lesquels j'écris. En hiver, pendant le séjour dans les ports, sur les navires qui ne désarment pas, les hommes ont l'habitude de fermer hermétiquement les portes et les hublots le soir en se couchant. Les conditions de ventilation qui existent à la mer par la brise, le renvoi des basses voiles, les changements de quart ne se trouvent plus dans le port. Bientôt quelques-uns des hommes qui passent la nuit dans ces postes étroits, sans ouvertures, presque toujours humides et encombrés de vêtements salis, présentent les symptômes du début de la fièvre typhoïde. Ce seul fait suffira pour vous faire apprécier la nécessité de l'aération de la chambre ou du poste dans lesquels se trouvent des hommes alités ; l'air doit y être entretenu aussi pur que l'air extérieur, tout en prenant les précautions convenables pour ne pas refroidir les malades.

§ II.

Comme moyen de purification de l'air, on a beaucoup insisté sur l'emploi des fumigations chlorurées. Les fumigations ont de grands avantages sur lesquels nous reviendrons en détail, mais elles ne doivent pas empêcher de pratiquer le renouvellement de l'air.

Dans un lieu que ne peuvent quitter les malades, les aspersions de chlorures doivent être faites avec beaucoup de parcimonie, surtout en cas de maladie des organes de la respiration; les gaz qui se dégagent sont, en effet, très-irritants et pourraient être plus nuisibles qu'utiles.

Il n'en est plus de même, si vous pouvez faire évacuer l'espace à désinfecter, pendant le temps nécessaire à la fumigation, et à la ventilation qui doit suivre pour faire disparaître toute espèce d'odeur.

§ III.

En cas de maladie contagieuse, comme la variole, par exemple, vous devez faire tout ce qui est en votre pouvoir pour isoler le malade des autres personnes du bord. Un seul homme sera chargé de lui donner les soins que vous prescrirez.

§ IV.

Les effets mouillés d'eau de mer et d'eau de pluie ne doivent jamais séjourner dans le lieu réservé aux malades; il faut les enlever et les faire sécher aussitôt que le temps le permet.

Vous savez combien sont défectueux et misérables en

général les objets de literie du matelot. Lorsque le lit sur lequel couche le malade est humide, malpropre, malgré le traitement le mieux ordonné, vous courrez grand risque de ne pas arriver au but, si tout d'abord vous ne placez votre patient dans de meilleures conditions. Je sais qu'il y a là une grande difficulté pratique, j'y reviendrai en traitant de l'hygiène.

§ V.

S'il est difficile d'améliorer le lit, il est du moins possible de faire nettoyer le malade. La propreté est un point capital dans la maladie comme en santé; faites donc laver avec précautions la figure, les mains, ainsi que les parties du corps qui se trouvent souillées par les excrétions; faites peigner la barbe et les cheveux. Dans certaines affections où les dents se couvrent d'un enduit noirâtre qui prend aux lèvres et gêne leur mouvement, faites-les nettoyer avec un linge mouillé d'eau vinaigrée. Faites changer le linge, le gilet de flanelle ou de coton, à intervalles convenables, en temps opportun, de manière à éviter la fatigue et les refroidissements.

§ VI.

Les déjections, urines, matières vomies, matières fécales, doivent être immédiatement jetées à la mer, et les vases qui les ont contenues lavés à grande eau, et désinfectés s'il est nécessaire.

§ VII.

Ne réveillez jamais vos malades pour les questionner ou leur faire prendre des médicaments; respectez surtout le premier sommeil. S'il est absolument nécessaire de réveiller un malade, faites-le avec douceur et non pas brusquement.

§ VIII.

L'alimentation des malades doit être réglée par vous suivant ce que vous avez observé.

La diète doit être surtout sévère quand la maladie est dans sa période de violence.

Toutes les fois que la maladie est violente, dès le début, il faut une diète rigoureuse.

Mais, lorsque le mal ne doit atteindre que plus tard son plus haut degré, c'est au moment de ce plus haut degré qu'il faut une diète plus étroite. La période qui précède demande, au contraire, une diète plus large, afin que le malade conserve assez de force.

La diète peut être moins sévère avec un individu habitué à manger beaucoup.

Quant à la qualité de la nourriture, il est évident que

pour les malades il faut choisir les aliments les plus légers, les plus faciles à digérer, comme les bouillons, les pôtages de fécules, les gelées de viandes. Lorsque vient la convalescence, le plus souvent la nourriture grossière de la ration habituelle serait difficilement supportée; vous viendrez en aide au régime à l'aide des ressources de la chambre.

§ IX.

L'attention que vous prenez à vos malades, votre bienveillance à leur égard, votre calme et votre assurance au milieu d'eux agissent sur leur moral et sont un des éléments de succès du traitement. J'ai vu bien des fois au milieu de maladies graves, même à bord des navires ayant des chirurgiens, la visite du capitaine et des officiers, leurs paroles affectueuses et encourageantes, agir d'une manière remarquable sur le moral des malades.

§ X.

Bien des indispositions peuvent guérir par le seul traitement hygiénique, ne vous hâtez donc pas de recourir au coffre à médicaments à moins d'indication précise. Mettez votre malade au repos, donnez-lui une tisane adoucissante (eau gommée, eau panée, tisane d'orge), défendez toute nourriture animale, surtout solide, et les boissons excitantes. Veillez à ce que la cabine, les objets de couchage, le linge du malade soient propres et secs. A l'aide de ces seuls moyens, vous verrez souvent, en peu de jours, votre malade revenir à la santé.

§ XI.

Je vous recommande, dans ces indispositions, le bain de pieds chaud avec l'eau de mer ; il diminue les douleurs de tête et favorise la transpiration. Le lavement émollient ne doit pas être négligé non plus. Ces deux moyens si simples, si faciles à préparer, sont souvent d'une efficacité réelle dans les indispositions.

§ XII.

Quelle que soit la maladie, si le pouls est fréquent et fort, la face rouge, la langue chargée, s'il y a de la douleur de tête, aux moyens précédents ajoutez un purgatif doux, (huile de ricin ou sel d'Epsom), et donnez à boire abondamment.

Ce serait ici le cas d'employer la saignée sur un sujet sanguin et vigoureux ; c'est là souvent un remède héroïque. Dans la partie chirurgicale nous vous donnons en détail les règles de cette opération, mais nous sommes persuadé que très peu d'entre vous y auront recours par une réserve trop facile à comprendre pour ne pas être excusable. Nous vous indiquerons cependant, lorsqu'ils se présenteront, les cas où la vie du malade étant en danger il est absolument nécessaire de faire usage de la lancette. — Je dois dire que je crois qu'il est bon de se montrer économe du sang des marins, axiome, comme l'a dit un de nos maîtres, aussi vrai en application médicale qu'en principe politique. Pendant le temps de notre navigation nous avons rarement usé de la saignée et nos malades ne s'en sont pas trouvés plus mal. Le matelot est sans doute généralement vigoureux, dur à la fatigue, mais il est soumis à des travaux pénibles, à des causes nombreuses de débilitation, telles que l'humidité, les chaleurs tropicales, une nourriture grossière et peu réparatrice, etc ; ces considérations nous ont toujours rendu très réservé sur l'usage de la saignée.

§ XIII.

Les vomitifs et les purgatifs sont au contraire très bien supportés par des estomacs habitués à l'usage des stimulants et à une alimentation difficile à digérer. Si vous administrez un purgatif donnez-le le matin à jeun, donnez les vomitifs de préférence le soir. Le sommeil après le vomissement favorisera la sueur ; vous préviendrez en donnant le vomitif de cette manière les indispositions qui résulteraient d'aliments pris clandestinement malgré vos recommandations.

§ XIV.

Si votre malade a le pouls fréquent, petit, faible, si sa langue est brune et sèche, s'il présente les signes d'une grande faiblesse, entretenez la liberté du ventre avec de légers purgatifs (une demi-dose ou un quart de la dose ordinaire d'huile de ricin ou de sel d'Epsom); relevez ses forces à l'aide des toniques, la teinture de quinquina, les boissons fortifiantes, des aliments liquides.

§ XV.

Défiez-vous de ces médicaments qu'un charlatanisme éhonté et coupable vient vous proposer comme des panacées universelles. Ces remèdes qui doivent guérir toutes les maladies n'en guérissent généralement aucune et sont plus souvent nuisibles qu'utiles.

CHAPITRE II

Liste des médicaments contenus dans le coffre, comprenant : un numéro d'ordre, le nom du médicament, les quantités exigées suivant le nombre d'hommes d'équipage, la dose et la manière d'administrer.

Numéros d'ordre	NOMS des Médicaments.	QUANTITÉS exigées. de 8 à 12 hommes	de 13 à 19 hommes	DOSES DES MÉDICAMENTS et Manière de s'en servir.
		grammes.	grammes.	
1	Acide tartrique.	32	48	Une demi-cuillerée à café dans un litre d'eau sucrée avec addition de deux cuillerées à bouche d'eau de fleurs d'oranger.
2	Alcali volatil fluor ou ammoniaque.	20	32	A l'intérieur 8 à 10 gouttes dans un verre d'eau sucrée. Plus spécialement employé à l'extérieur.
3	Amidon.	500	500	Une cuillerée à bouche pour un litre d'eau en tisane. Une à deux cuillerées à bouche pour un demi-litre d'eau bouillante en lavement.
4	Baume opodeldoch solide.	64	125	*Usage externe.* — En frictions sur les jointures douloureuses.
5	Baume de copahu.	125	192	De une à trois cuillerées à café répétées trois fois par jour, une heure avant ou deux heures après les repas.
6	Calomélas à la vapeur.	20	32	Un paquet de 50 centigrammes, ou de 1 gramme, le matin à jeun, dans un peu de sirop ou de confitures.— Saupoudrez-en très-légèrement les chancres.
7	Cantharides en poudre.	20	32	*Usage externe.* — Pour faire des vésicatoires.
8	Chlorure d'oxyde de sodium.	1.000	2.000	*Usage externe*, désinfectant. — Pansement des ulcères fétides.— Etendre le chlorure de 5 à 10 parties d'eau pour ce dernier usage.

N. B. — Les mots *usage externe* signifient que le médicament ne doit être employé qu'à l'extérieur.

Numéros d'ordre	NOMS des Médicaments.	QUANTITÉS exigées. de 8 à 12 hommes	de 13 à 19 hommes	DOSES DES MÉDICAMENTS et Manière de s'en servir.
		grammes.	grammes.	
9	Crème de tartre en poudre.	192	250	Une à deux cuillerées à café dans un litre d'eau sucrée comme rafraîchissant. — Une cuillerée à bouche dans un verre d'eau sucrée comme laxatif. Deux cuillerées à bouche dans du jus de pruneaux ou de tamarin comme purgatif.
10	Eau-de-vie camphrée.	1.000	1.000	*Usage externe.* — On l'emploie pure ou étendue de deux à quatre parties d'eau.
11	Emplâtre à vésicatoire.	64	64	*Usage externe.*
12	Emplâtre de diachylon gommé.	64	125	*Usage externe.*— Pansement des furoncles, plaies, etc.
13	Emplâtre de vigo cum mercurio.	64	64	*Usage externe.* — Pansement des bubons et glandes engorgées.
14	Ether sulfurique rectifié.	32	64	Six gouttes à une cuillerée à café, soit sur un morceau de sucre s'il ne s'agit que de quelques gouttes, soit dans de l'eau sucrée si la quantité est plus forte.
15	Extrait de réglisse	500	500	En nature à mâcher par petits morceaux, ou dissout dans l'eau pour tisane.
16	Extrait de saturne	125	125	*Usage externe.* — Toujours étendu d'une grande quantité d'eau.
17	Farine de moutarde.	250	500	*Usage externe.* — Bains de pieds (7 à 8 cuillerées à bouche) de farine de moutarde. — Sinapismes. — Cataplasmes sinapisés.

Numéros d'ordre	NOMS des Médicaments.	QUANTITÉS exigées. de 8 à 12 hommes	de 13 à 19 hommes	DOSES DES MÉDICAMENTS et Manière de s'en servir.
		grammes.	grammes.	
18	Farine de semence de lin.	1.000	1.000	*Usage externe.* — Cataplasmes émollients.
19	Fleurs de camomille romaine.	32	64	Une pincée ou environ 25 ou 30 têtes de fleur pour un litre d'eau bouillante. Laissez infuser vingt minutes; passez et sucrez au goût du malade.
20	Fleurs de sureau.	32	64	Une pincée pour un litre d'eau bouillante. Laissez infuser pendant dix minutes; passez et sucrez au goût du malade.
21	Gomme arabique en poudre.	250	500	Une cuillerée à bouche pour un litre d'eau sucrée froide.
22	Huile de Palma-Christi.	125	192	Une à trois cuillerées à bouche, pure ou dans du bouillon chaud, le matin à jeun.
23	Laudanum liquide de Sydenham (vin d'opium).	64	64	Six à vingt gouttes dans un demi-verre d'eau gommée sucrée, à prendre en trois à quatre fois à demi-heure d'intervalle, ou par cuillerées à bouche d'heure en heure. — En lavement, dix à vingt-cinq gouttes dans un verre d'eau amidonée.
24	Orge perlé.	1.000	1.500	Une cuillerée à bouche dans un litre un tiers à un litre et demi d'eau; faites bouillir jusqu'à ce que l'orge soit crevée; passez et sucrez au goût du malade.
25	Onguent antipsorique.	192	250	*Usage externe.*—Employé en frictions contre la gale.

Numéros d'ordre	NOMS des Médicaments.	QUANTITÉS exigées. de 8 à 12 hommes	de 13 à 19 hommes	DOSES DES MÉDICAMENTS et Manière de s'en servir.
		grammes.	grammes.	
26	Onguent jaune.	64	125	*Usage externe.*—Pansement des plaies, des brûlures, des vésicatoires.
27	Onguent mercuriel simple ou onguent gris.	48	124	*Usage externe.* — Pansement des bubons. — En frictions, gros comme une noisette sur les parties affectées de morpions.
28	Onguent ou pommade au garou du Codex	32	32	*Usage externe.* — Ne sert que pour entretenir les vésicatoires.
29	Onguent de styrax	64	64	*Usage externe.*—Pansement des plaies indolentes, des furoncles ou clous.
		paquets.	paquets.	
30	Emétique. En paquets de 5 centigr. chaque.	16	16	Comme vomitif, un à deux paquets dans un verre d'eau chaude, à prendre en trois ou quatre fois à dix minutes d'intervalle. — Comme purgatif, un paquet et demi à deux paquets dans un litre d'eau sucrée, à prendre un verre de demi en demi-heure.
31	Ipécacuanha en poudre. En paquets de 40 centigr. chaque	16	16	Comme vomitif, deux à trois paquets bien délayés dans deux verres d'eau chaude, à prendre un demi-verre de dix en dix minutes. — Pour faciliter les crachats, un demi-paquet dans un verre d'eau gommée sucrée, à prendre une cuillerée à bouche d'heure en heure ou de deux en deux heures.
32	Rhubarbe en poudre. En paquets de 60 centigr. chaque	30	40	Comme purgatif, un à trois paquets délayés dans un verre d'eau.—Comme tonique, un quart à un tiers de paquet chaque jour au principal repas, en commençant à manger, entre deux tranches de soupe.

Numéros d'ordre	NOMS des Médicaments.	QUANTITÉS exigées. de 8 à 12 hommes	de 13 à 19 hommes	DOSES DES MÉDICAMENTS et Manière de s'en servir.
		paquets.	paquets.	
33	Rhubarbe contuse. En paquets de 4 grammes chaque	4	6	Un paquet pour un verre d'eau bouillante. Laissez infuser pendant une demi-heure et passez; à prendre le matin à jeun en deux ou trois fois. — Comme tonique, mâchez un morceau de rhubarbe en guise de tabac, et avalez votre salive.
34	Manne. En paquets de 60 gram. chaque.	3	4	Un paquet dans un verre d'eau chaude, à prendre le matin à jeun en une seule fois.
35	Jalap en poudre. En paquets de 2 grammes chaque	8	12	Un paquet delayé dans un verre d'eau, ou mélangé avec des confitures, du sirop ou de la mélasse; à prendre en une seule fois le matin à jeun.
36	Sulfate de quinine. En paquets de 20 centigr. chaque	50	50	La dose varie entre un à vingt paquets, suivant la gravité des accès de fièvre. Le sulfate de quinine se donne délayé dans l'eau, ou dans un mélange d'eau et de vin, dans du vin de Madère, dans du rhum; dans du café noir non sucré, où il perd son goût amer. On peut encore masquer en grande partie l'amertume du sulfate de quinine en ajoutant à l'eau dans lequel on le dissout une petite prise d'acide tartrique.
		grammes.	grammes.	
37	Pastilles d'ipécacuanha du Codex.	64	64	Cinq à six pastilles en 24 heures, espacées à deux ou trois heures d'intervalle.
38	Semence de lin.	1.000	1.500	En tisane émolliente : une cuillerée à bouche pour un litre d'eau bouillante; laissez infuser demi-heure et passez. — Lavement émollient : une cuillerée à bouche en décoction d'un quart d'heure, dans assez d'eau pour obtenir un demi-litre de décoction.

Numéros d'ordre	NOMS des Médicaments.	QUANTITÉS exigées. de 8 à 12 hommes	de 13 à 19 hommes	DOSES DES MÉDICAMENTS et Manière de s'en servir.
		grammes.	grammes.	
39	Sel d'Epsom.	250	375	Purgatif. — Deux à trois cuillerées à bouche dans un demi-litre de bouillon à l'oseille, de thé ou d'eau, à prendre un demi-verre de demi en demi-heure.
40	Sel de nitre.	32	64	Une demi-cuillerée à café à une cuillerée à café dans un litre de tisane d'orge ou de graine de lin.
41	Sucre.			Pour édulcorer les tisanes et potions.
42	Taffetas gommé.	pièce. 1	pièces. 2	*Usage externe.* — Pansement des petites coupures, plaies, écorchures.
43	Teinture de cannelle saturée.	grammes. 96	grammes. 125	Une demi-cuillerée à café à une cuillerée à café dans un litre de tisane d'orge ou dans un verre d'eau sucrée.
44	Teinture de quinquina saturée	96	125	Une à trois cuillerées à café dans un demi-verre de bon vin ou d'infusion de camomille; à prendre en trois ou quatre fois dans la journée.
45	Têtes de pavot oriental.	têtes. 6	têtes. 8	Une demi-tête à une tête en décoction d'un quart d'heure, dans assez d'eau pour obtenir un demi-litre de décoction. — Lavement calmant.

Numéros d'ordre	LINGE, USTENSILES ET AUTRES OBJETS	QUANTITÉS EXIGÉES	
		de 8 à 12 hommes	de 13 à 19 hommes
46	Charpie fine..	250 gr	500 gr
47	Fil retors..	32 gr	64 gr
48	Linge à pansement, dont un tiers en draps pour bandes.	6,000 gr	9,000 gr
49	Aiguilles assorties et leur étui........................	9	9
50	Bandages herniaires avec sous-cuisse, simples { droit... gauche.	1 1	1 1
51	Bougies en gomme élastique........................	2	2
52	Ciseaux à linge..	une paire	une paire
53	Épingles..	200	200
54	Galon de fil..	12 mèt.	12 mèt.
55	Lancettes dans leur étui........................	2	2
56	Peau blanche de mouton........................	1	1
57	Poëlon en fer-blanc, d'un litre........................	1	1
58	Seringues à injection........................	2	2
59	Seringue à lavement, avec canule courbe en étain et deux canules en bois........................	1	1
60	Sondes en gomme élastique........................	2	2
61	Urinal en étain ou en fer-blanc........................	1	1

Numéros d'ordre	MÉDICAMENTS SUPPLÉMENTAIRES pour les bâtiments du commerce qui fréquentent la côte occidentale d'Afrique	Pour chaque homme d'équipage
36	Sulfate de quinine, en paquets de 25 et de 50 centigr.	10 grammes.
62	Vin de quinquina..................................	1 litre.
	La dose du vin de quinquina est de 8 centil. ou 80 gr. Il serait bon d'avoir un boujaron pour mesurer cette dose. Le boujaron dont on se sert pour la ration est de 6 centilitres ou 60 grammes.	

Numéros d'ordre	NOMS des Médicaments.	QUANTITÉS exigées. de 6 à 12 hommes	de 13 à 19 hommes	DOSES DES MÉDICAMENTS et Manière de s'en servir.
		kilogr.	kilogr.	
63	Sulfate de soude.	2	3 500	Une cuillerée à bouche à une cuillerée et demie dans un litre d'eau, de bouillon à l'oseille ou de thé, à prendre un verre, de demi en demi-heure, le matin à jeun.
		grammes.	grammes.	
6	Calomélas. En prises de 1 gr. et de 50 centigr.	50	100	*Voir* au n° 6.
31	Ipécacuanha en poudre. En prises de 1 gr. et de 50 centigr.	150	250	*Voir* au n° 31.
64	Racine de ratanhia.	500	750	En tisane : une forte cuillerée à bouche en infusion d'une heure dans un litre d'eau bouillante. — En lavement : une forte cuillerée à bouche en infusion d'une heure dans un demi-litre d'eau bouillante.
		litre.	litre.	
65	Eau de fleurs d'oranger	1	1 500	Une à trois cuillerées à bouche dans la tisane ou les potions.

Numéros d'ordre	NOMS des Médicaments.	QUANTITÉS exigées. de 6 à 12 hommes	de 13 à 19 hommes	DOSES DES MÉDICAMENTS et Manière de s'en servir.
		grammes.	grammes.	
66	Alcool de menthe.	100	200	Dix à quarante gouttes dans de la tisane ou dans une potion.
14	Éther, en flacons de 30 grammes.	90	150	*Voir* au n° 14.
67	Pilules de Segond	200	300	Quatre à six pilules ; une de deux en deux heures, à jeun, dans la journée.
68	Pilules d'aloès, calomel et savon.	100	150	Deux à quatre pilules ; une à deux le matin, une à deux le soir.

FORMULE DES PILULES
d'aloès, calomel et savon.

♃ Aloès.................. 10gr.
Calomel............... 10 »
Savon médicinal......... Q.s.
F.s.a. 100 pilules.

FORMULE DES PILULES
de Segond.

♃ Ipécacuanha en poudre 40centig.
Calomélas à la vapeur
et lavé............ 20 »
Extrait gommeux d'opium........... 5 »
Sirop de nerprun..... Q.s.
F.s.a. 6 pilules.

OBSERVATIONS

SUR LES DOSES DES MÉDICAMENTS.

D'après les doses indiquées dans le tableau précédent, on a pu voir que, pour les médicaments qui ne sont pas divisés en paquets dans les coffres, nous avons usé des mesures que l'on a toujours sous la main, et dont on peut se servir même en cas de mauvais temps, telles que : la cuillère à bouche, la cuillère à café, le verre ordinaire, etc.

Voici, en grammes et centigramnes, l'équivalent de quelques-unes de ces mesures :

La goutte équivaut à............	5 centigrammes.
La cuillère à café, contient......	4 à 5 grammes.
La cuillère à bouche............	15 à 20 »
Le verre à liqueur..............	30 »
Le boujaron.....................	60 »
Le verre ordinaire..............	200 »

Les doses indiquées au tableau et dans le cours de l'ouvrage sont celles pour l'adulte, c'est-à-dire pour les hommes de dix-huit ans et au-dessus. Au-dessous de dix-huit ans, les doses doivent être diminuées suivant l'âge, dans les proportions suivantes :

De 14 à 18 ans	on donne	les 2/3	de la dose indiquée.
De 7 à 14 ans	»	la 1/2	»
De 4 à 7 ans	»	le 1/3	»
De 3 à 4 ans	»	le 1/4	»
De 2 à 3 ans	»	le 1/6	»
De 1 à 2 ans	»	le 1/8	»
A 1 an	»	le 1/12	»

On donne en général aux femmes et aux vieillards seulement les deux tiers de la dose de l'adulte.

Infusion. — Cette opération consiste à verser et laisser refroidir un liquide bouillant sur un médicament dont on veut extraire les principes. Quelquefois, au lieu de verser le liquide sur le médicament, on fait l'infusion en jetant cette substance dans de l'eau bouillante, et ayant soin de retirer aussitôt le vase du feu et de bien le couvrir. Dans l'un et l'autre cas, l'opération est terminée lorsque la température du liquide est descendue au même point que celle de l'air.

Décoction. — La décoction consiste à faire bouillir dans un liquide un médicament dont on veut extraire les principes. On appelle aussi très-souvent décoction le produit liquide de cette opération.

Macération. — La macération consiste à soumettre à froid, c'est-à-dire à la température atmosphérique, un médicament à l'action d'un liquide avec lequel on le laisse en contact pendant un temps plus ou moins long, pour que ce liquide dissolve quelques-uns de ses principes.

CHAPITRE III

Des médicaments contenus dans le coffre, de leurs doses, de leur mode d'administration, de leurs usages.

I. ACIDE TARTARIQUE OU TARTRIQUE.

Ce sel sert à faire une limonade qui se compose comme suit :

Acide tartrique, une pincée à une demi-cuillerée à café ;
Eau, un litre ;
Sucre, suivant le goût du malade ; en moyenne, trois à quatre cuillerées à bouche.

Cette limonade se donne dans le scorbut, la fièvre typhoïde, les fièvres intermittentes. On peut l'aromatiser avec deux cuillerées à bouche d'eau de fleurs d'oranger.

L'acide tartrique peut encore servir à masquer la saveur amère du sulfate de quinine : lorsqu'on donne ce dernier, dissout dans de l'eau, on peut ajouter à chaque prise une petite pincée (entre deux doigts) d'acide tartrique.

2. ALCALI VOLATIL FLUOR OU AMMONIAQUE LIQUIDE.

Ce liquide incolore et transparent comme l'eau a une odeur très-vive et suffocante; c'est à cette propriété qu'il doit d'être employé dans l'asphyxie et la syncope; ses vapeurs irritent les membranes du nez et du fond de la gorge et excitent ainsi les mouvements respiratoires. Ce sont donc les vapeurs qui se dégagent du bouchon ou du flacon débouché qu'il faut faire inspirer au malade; Cette opération doit être faite avec ménagement, les vapeurs, en effet, peuvent occasionner des accidents par leur trop grande énergie. Il faut aussi porter attention à ne pas laisser tomber des gouttes du liquide sur la face du malade, l'ammoniaque étant caustique pourrait très-rapidement développer des ampoules fort douloureuses.

La propriété caustique de l'ammoniaque fait qu'on l'emploie dans nos pays pour cautériser la morsure des animaux venimeux, de la vipère entre autres, et celles de certains insectes, tels que la guêpe, l'abeille, le cent-pieds.

L'ammoniaque s'emploie à l'extérieur en liniment, incorporée dans d'autres substances, de la manière suivante :

Prenez deux cuillerées à café d'ammoniaque liquide,
et quatre cuillerées à bouche d'huile d'olive.

Versez dans une bouteille et mêlez en agitant, vous obtiendrez ainsi le mélange qui porte le nom de liniment volatil, employé en frictions dans les rhumatismes chroniques. Vous pouvez ajouter une cuillerée à café de camphre en poudre, et une cuillerée à café de laudanum de Sydenham. On frictionne le matin et le soir les parties douloureuses avec une flanelle imbibée de ce liquide.

L'ammoniaque pure donnée à l'intérieur serait un poison ; mais donnée largement étendue d'eau, elle peut rendre service comme excitant sudorifique, et comme remède contre l'ivresse. On administre l'ammoniaque de la manière suivante :

Ammoniaque liquide, six à douze gouttes ;
Eau sucrée, un verre.

Mêlez bien et donnez au malade, en trois ou quatre doses, à vingt minutes d'intervalle.

3. AMIDON.

L'Amidon a servi et sert encore quelquefois à rendre solides certains appareils à fractures. Le linge fortement empesé devient adhérent, dur comme du bois, et forme ainsi une seule pièce qui ne peut plus se déranger. L'application et la surveillance de ces appareils demandent des connaissances que l'on n'acquiert pas en un jour, ou à la simple lecture d'un livre de médecine ; je ne vous conseillerai donc pas cet emploi de l'amidon.

L'amidon sert à faire des lavements émollients à la dose d'une cuillerée à bouche pour un demi-litre d'eau bouillante.

Il sert à préparer un lavement calmant composé de :

Amidon, deux cuillerées à café ;
Eau bouillante, deux tiers de verre ;
Laudanum de Sydenham, dix gouttes.

Avant de donner ce lavement calmant, on donne d'abord un lavement émollient, avec un demi-litre de décoction de graine de lin, par exemple, pour vider l'intestin. Le lavement émollient rendu, on verse le lavement calmant dans la seringue, on met la canule en place, puis, dirigeant la canule la pointe en haut, on pousse le piston jusqu'à ce que le liquide paraisse à la pointe. Faute de cette précaution, on introduirait dans l'intestin du malade une quantité d'air qu lui donnerait des coliques et l'empêcherait de garder le lavement. Le lavement calmant doit être poussé très-doucement pour ne pas surprendre l'intestin qui réagirait de suite pour l'expulser ; le malade le conserve autant qu'il lui est possible. Si le lavement est rendu dans les dix minutes qui suivent son administration, on en donne un second.

J'ai administré plusieurs fois, avec profit, aux individus atteints de diarrhée, l'eau amidonnée de la manière suivante :

Amidon, deux cuillerées à café à une cuillerée à bouche ;
Eau sucrée, froide, un litre ;
Eau de fleur d'oranger, deux cuillerées à bouche.

A prendre par verre dans la journée.

4. BAUME OPODELDOCH.

Médicament pour l'usage extérieur. Il s'emploie en frictions sur les parties atteintes de rhumatismes chroniques, sur les anciennes entorses On fait une friction le matin, une friction le soir, avec gros comme une noisette de ce baume étendu sur un tissu de laine, flanelle, étamine, etc. Ce médicament n'est pas d'un emploi très-commode ; il faut avoir soin d'écraser le baume opodeldoch à la surface du morceau d'étoffe qui doit servir à la friction, faute de quoi l'on perdrait une partie du médicament. Pour éviter cet inconvénient, vous pouvez dissoudre le médicament dans une petite quantité d'eau-de-vie, de tafia ou d'alcool ; vous obtiendrez ainsi un liniment d'un emploi facile, aussi actif que le baume opodeldoch pur, auquel vous pourrez ajouter, pour le rendre calmant, une cuillerée à café de laudanum sur trois cuillerées à bouche de liniment.

L'activité du baume opodeldoch et son efficacité sont augmentées si, avant de faire la friction, on fait quelques lotions d'eau chaude sur la partie malade.

Ayez la précaution de reboucher le flacon avec soin ; car le baume opodeldoch est composé de principes qui peuvent s'évaporer et, par conséquent, il peut perdre assez promptement ses qualités bienfaisantes.

5. BAUME DE COPAHU.

Le baume de copahu est le remède par excellence de

la blennorrhagie ou chaudepisse. On le donne, soit pur, soit étendu dans un quart de verre d'eau sucrée, soit enfin délayé avec une cueillerée à bouche d'eau-de-vie ou de tafia, et mélangé ensuite dans un quart de verre d'eau sucrée. La dose est de une à trois cuillerées à café données une heure avant les repas ou deux heures après.

On commence généralement par une cuillerée à café le matin à jeun ; au bout de trois ou quatre jours on donne une cuillerée à café le matin et une autre le soir; au bout de trois ou quatre autres jours une cuillerée à café le matin, une vers le milieu du jour, une le soir.

Lorsque l'écoulement disparaît il ne faut pas supprimer le médicament, mais bien en diminuer progressivement la dose. On redescend d'abord à une cuillerée à café matin et soir, puis à une cuillerée à café le matin, de manière à continuer l'usage du baume de copahu pendant cinq à huit jours après la disparition de l'écoulement.

Si le médicament occasionne de la diarrhée on diminue la dose, ou on en suspend l'administration pendant quelques jours. Souvent sous l'influence de la diarrhée l'écoulement diminue, mais lorsque la diarrhée disparaît il redevient plus abondant.

Vu la fréquence de la chaudepisse chez les matelots nous pensons que la quantité de baume de copahu exigée par l'ordonnance est trop faible.

6. CALOMÉLAS A LA VAPEUR.

Il est à regretter que ce médicament ne soit pas divisé en paquets comme les autres remèdes très-actifs à petites doses, tels que l'émétique, l'ipécacuanha, etc. L'instruction pour les navires qui fréquentent la côte occidentale d'Afrique prescrit cette division. Aussi dans les coffres ordinaires le flacon de calomel revient au port d'armement intact, encore cacheté, tandis que dans les coffres supplémentaires il est en grande partie consommé pendant la campagne. Nous pensons donc que la division d'une partie du calomel en paquets de un gramme et de cinquante centigrammes serait très utile, et ne pourrait qu'être approuvée par les commissions chargées de l'examen des coffres.

Le calomel se donne comme purgatif et comme vermifuge ; il est peu de purgatifs d'un usage plus commode, d'un effet plus certain, aussi les médecinsanglais l'emploient-ils à tout propos.

Si le calomel est divisé comme nous l'indiquons et comme le prescrit l'instruction du docteur Raoul, vous en donnerez un paquet de un gramme, ou bien un paquet de cinquante centigrammes que vous pourrez répéter deux heures après. Ne dépassez pas un gramme.

Le calomel est insipide, il est donc pris sans répugnance, on le mêle avec un peu de sirop ou de confitures et l'on fait avaler le mélange.

Ne donnez pas le calomel dans un liquide ; ce médicament étant très-pesant et ne se dissolvant pas, tomberait au fond du vase aux parois duquel il resterait adhérent lorsque vous feriez boire le malade.

Le calomel administré comme nous l'indiquons est un médicament inoffensif, mais il faut éviter de donner en même temps les tisanes acides telles que la limonade tartrique, etc; l'eau salée, l'eau-de-vie, qui en changeant la composition du médicament pourraient occasionner des accidents : il ne faut pas non plus administrer le calomel à une époque trop rapprochée des repas.

Le calomel s'emploie avec avantage dans la dyssenterie, la jaunisse, la fièvre bilieuse, contre les vers intestinaux, etc.

A l'extérieur le calomel peut servir au pansement des chancres que l'on saupoudre très-légèrement de ce médicament. Soyons réservés sur ce mode de pansement, surtout pour les chancres en voie de guérison.

7. CANTHARIDES EN POUDRE.

Les cantharides en poudre servent à faire des vésicatoires ou à rendre plus actif l'emplâtre vésicatoire qui se trouve en bâton dans le coffre. On ne l'emploie jamais à l'intérieur.

Pour faire un vésicatoire on peut mélanger la poudre de cantharides avec l'onguent jaune, mais le moyen le plus simple est de faire une pâte avec de la farine, d'étendre cette pâte sur un morceau de linge ou de peau blanche, sur une épaisseur de deux à trois millimètres, et sur une étendue variable suivant la grandeur que l'on veut donner au vésicatoire. On saupoudre la pâte ainsi préparée avec les cantharides et l'on applique sur la partie malade.

Nous pensons que ces manipulations sont et seront fort peu exécutées par les marins; d'un autre côté, la poudre de cantharides est l'un des médicaments que nous avons vu le plus rapidement s'altérer en cours de voyage. Il serait à désirer qu'il fût rayé de la composition du coffre; on le remplacerait avantageusement par un ou deux rouleaux de sparadrap vésicatoire. Nous savons par expérience que ces sparadraps renfermés dans des cylindres en carton se conservent très-bien et pendant fort longtemps à la mer. Ils sont d'un emploi facile, puisqu'il suffit d'en couper un morceau d'une dimension convenable pour avoir un vésicatoire tout prêt à appliquer. Cette innovation permettrait de supprimer non-seulement la poudre de cantharides, mais encore l'emplâtre vésicatoire en bâton auquel on touche rarement.

Le vésicatoire est un remède énergique, qui ne présente pas grand danger même lorsqu'il est manié par des mains inexpérimentées. Je suis persuadé que les marins y auraient recours plus souvent et très-utilement si on leur donnait le moyen de s'en servir sans travail préalable.

8. CHLORURE D'OXYDE DE SODIUM.

Le chlorure d'oxyde de sodium est un médicament désinfectant; on l'emploie en le mélangeant dans la proportion de une partie de chlorure d'oxyde de sodium pour dix parties d'eau, soit, par exemple, un demi-verre de ce médicament pour cinq verres d'eau. Le liquide ainsi préparé on en asperge les planchers, les murailles et les objets que l'on veut désinfecter. On en met une certaine quantité dans les vases qui ont servi à recevoir les excréments.

Ces mesures doivent être prises avec précaution dans les parties du navire qui sont habitées; en effet, le chlorure d'oxyde de sodium répandu en trop grande quantité dans des chambres fermées ou mal aérées pourrait occasionner de violents maux de tête ; usez-en donc sobrement dans les lieux où se trouvent des malades. Dans les endroits que vous pouvez faire évacuer pendant quelques heures faites de larges aspersions, laissez le liquide dégager ses parties gazeuses qui détruiront les miasmes nuisibles, et ensuite aérez le local en ouvrant de tous côtés et y établissant des manches à vent.

Lorsqu'une plaie vous présentera un mauvais aspect et répandra une odeur repoussante, vous pourrez la laver avec un mélange d'une partie de chlorure d'oxyde de sodium pour quatre parties d'eau, et la panser avec de la charpie imbibée de ce mélange. Le pansement sera renouvelé matin et soir.

9. CRÈME DE TARTRE.

La crème de tartre se donne comme tempérant et rafraîchissant dans diverses maladies inflammatoires, dans la jaunisse, etc., de la manière suivante :

Jetez deux cuillerées à café de crème de tartre dans un litre d'eau bouillante, sucrez au goût du malade qui prendra cette limonade par verres lorsqu'elle sera refroidie.

Pour obtenir un effet purgatif un peu notable avec la crème de tartre, il en faudrait prendre au moins deux cuillerées à bouche. Le meilleur moyen d'administrer ce sel est de le donner dans du jus de pruneaux ou de la pulpe de tamarin. A défaut de ces fruits, on donne la crème de tartre délayée dans un verre d'eau sucrée ; c'est un purgatif très-doux, très-prompt, et qui ne donne pas de coliques.

10. EAU-DE-VIE CAMPHRÉE.

Elle s'emploie pure ou étendue d'eau en proportion variable, de un quart à la moitié, dans les entorses, foulures, contusions, fractures. On en frictionne la partie malade, puis on place sur cette partie une compresse bien imbibée du liquide que l'on fixe avec un mouchoir ou une bande.

Le mélange d'une partie d'eau-de-vie camphrée pour trois parties d'eau peut servir à laver et panser les plaies qui ont un mauvais aspect et répandent une mauvaise odeur.

Vous pouvez faire vous-même de l'eau-de-vie camphrée à bord ; mettez à dissoudre dans un litre d'eau-de-vie ou de tafia la valeur d'une cuillerée à bouche de camphre et, en quelques heures, le remède sera préparé sans autre opération.

11. EMPLATRE A VÉSICATOIRE.

Pour ce médicament auquel on ne touche presque jamais, je renvoie aux réflexions que j'ai faites à l'article 7, *Cantharides en poudre*.

Je dois néanmoins indiquer la manière de l'employer :

Coupez d'abord un morceau de peau blanche un peu plus grand que le vésicatoire que vous voulez obtenir. Avec un couteau échauffé à l'aide d'eau bouillante, vous étendez peu à peu, sur ce morceau de peau, l'emplâtre à vésicatoire en couche aussi égale que possible. Vous aspergez la surface obtenue de quelques gouttes de vinaigre et vous y répandez deux ou trois pincées, la quantité prise entre deux doigts, de poudre de cantharides. Lavez-vous ensuite les mains pour ne pas vous porter de poudre de cantharides sur les paupières ou ailleurs.

Que le vésicatoire soit obtenu de cette manière, qu'il soit fait avec la poudre de cantharides et l'onguent jaune ou la pâte de farine, ou qu'il provienne d'une pièce de sparadrap vésicant, avant de l'appliquer, il est bon de laver la partie sur laquelle il doit être posé, avec un mélange à parties égales d'eau tiède et de vinaigre ; il faut aussi raser cette partie si elle porte des poils. Le vésicatoire doit être ensuite exactement fixé à l'aide d'une compresse qui le recouvre et d'un mouchoir, d'une bande ou d'un bandage modérément serré.

Le vésicatoire produit généralement son effet en douze à quinze heures ; cependant il arrive souvent qu'il faut attendre pour le lever jusqu'à dix-huit et même vingt-quatre heures. Lorsqu'on lève le vésicatoire et qu'il a bien pris, on trouve au-dessous une ou plusieurs ampoules ouvertes et affaissées, ou bien encore remplies de liquide ; on fait écouler le liquide, s'il en reste, en déchirant un peu les ampoules à leur point le plus bas avec la pointe d'une épingle. Le pansement se fait avec un morceau de linge doux, souple, enduit à l'aide d'un couteau d'une légère couche d'onguent jaune, ou trempé dans de l'huile ; au-dessus de ce morceau de linge, on met une compresse pour absorber le liquide qui va s'écouler du vésicatoire, et un bandage approprié.

Pendant les deux premiers jours, le pansement doit être renouvelé matin et soir, et ensuite une fois par vingt-quatre heures jusqu'à la guérison qui arrive habituellement du quatrième au sixième jour.

12. EMPLATRE DE DIACHYLON GOMMÉ.

Pour se servir de l'emplâtre diachylon, on l'étend sur un morceau de peau ou de linge de grandeur convenable, à l'aide d'un couteau chauffé dans l'eau bouillante. Cette opération préalable fait que l'on use assez rarement du diachylon en bâton. Presque tous les capitaines font placer aujourd'hui dans leurs coffres un ou plusieurs rouleaux de sparadrap diachylon, malgré les inconvénients de ce sparadrap qui se colle par la chaleur et s'écaille ensuite. Je crois que l'on pourrait obvier à ces inconvénients en préservant la surface enduite de l'emplâtre au moyen d'un papier convenablement préparé; l'expérience m'a appris que l'on conserve ainsi le sparadrap en bon état pendant fort longtemps.

Le sparadrap sert au pansement des clous ou furoncles, des plaies peu profondes; il sert aussi à mettre en contact les bords d'une plaie récente.

13. EMPLATRE DE VIGO CUM MERCURIO.

Même objection que pour l'emplâtre de diachylon. Le sparadrap de vigo présente les mêmes inconvénients que celui de diachylon; on y peut remédier de même.

L'emplâtre de vigo s'emploie comme l'emplâtre de diachylon; on l'étend en couche bien égale sur un morceau de peau blanche d'une grandeur convenable à l'aide d'un couteau chauffé dans l'eau bouillante.

L'emplâtre de vigo sert au pansement des bubons non ulcérés et des glandes engorgées.

14. ÉTHER SULFURIQUE.

L'éther sulfurique se donne à l'intérieur à la dose de

quatre à dix gouttes sur un morceau de sucre, de douze gouttes à une cuillerée à café dans un demi-verre à un verre d'eau sucrée.

On le donne dans la plupart des affections nerveuses, crampes d'estomac, hoquet, mouvements convulsifs, etc.

Dans les cas de syncope, de défaillance, de pâmoison, on fait légèrement respirer les vapeurs qui se dégagent du flacon débouché.

L'éther est un remède d'une efficacité réelle, mais ses effets sont peu durables.

Ce liquide étant excessivement volatil, il importe que le flacon dans lequel il est contenu soit bien bouché. Il arrive assez souvent dans les latitudes chaudes que le bouchon est chassé par la force de la vapeur d'éther, et le flacon se vide rapidement s'il n'est rebouché. Il est donc nécessaire de jeter de temps en temps un coup d'œil sur les flacons du coffre.

Pour administrer l'éther il faut tenir compte de cette volatilité ; le médicament mélangé à un verre d'eau sucrée, par exemple, s'évapore rapidement si l'on n'a soin de faire boire le malade immédiatement après avoir opéré le mélange. En renfermant le remède dans une fiole bouchée on peut éviter cet inconvénient.

Chaque fois que le malade sera pour prendre une dose, on agitera d'abord la bouteille, et la dose donnée on rebouchera de suite.

L'éther se donne en lavement dans la colique sèche

à la dose de vingt gouttes pour un verre à un verre et demi d'eau à peine tiède.

L'éther étant plus inflammable encore que l'esprit de vin, il faut avoir soin lorsqu'on le manie de ne pas s'approcher d'une lumière ou d'un feu quelconque.

15. EXTRAIT DE RÉGLISSE.

C'est le remède populaire des rhumes ou bronchites; on le donne au malade en nature et il en entretient un morceau dans sa bouche.

On peut en mettre gros comme une noix dans un litre d'eau légèrement sucrée, pour obtenir une tisane contre le rhume. Mais cette tisane n'a rien d'agréable ; de plus, l'extrait de réglisse a l'inconvénient de fondre très-lentement; il ne faut donc pas compter sur lui pour préparer rapidement une tisane, lors même qu'on le couperait en petits morceaux. La tisane avec la gomme arabique en poudre, plus agréable, tout aussi efficace, est plus vite préparée.

16. EXTRAIT DE SATURNE.

Ce liquide ne s'emploie qu'à l'extérieur, jamais pur, toujours étendu d'une grande proportion d'eau.

Deux à trois cuillerées à café d'extrait de saturne, un demi-verre d'eau-de-vie, un litre d'eau, telle est la composition de l'eau dite végéto-minérale. Elle sert au pansement des contusions, entorses, foulures; on imbibe une compresse de ce liquide et on la fixe sur la partie malade.

L'eau blanche se fait avec deux cuillerées à café d'extrait de saturne pour un litre d'eau. On peut la rendre calmante en ajoutant deux cuillerées à café de laudanum de Sydenham.

On obtient une injection astringente en mélangeant, dans deux tiers de verre d'eau, sept à huit gouttes d'extrait de saturne et une cuillerée à café de laudanum de Sydenham.

On emploie cette injection matin et soir dans la chaude-pisse lorsque la douleur en urinant a complétement cessé et que l'écoulement est devenu peu épais et peu abondant.

Nous vous engageons à user le moins possible de l'extrait de saturne étendu d'eau comme remède applicable aux maladies des yeux. Les maladies des yeux sont en effet fort nombreuses et fort diverses, elles demandent des connaissances spéciales pour être distinguées les unes des autres et dans plusieurs de ces affections le collyre avec l'extrait de saturne serait plus nuisible qu'utile.

17. FARINE DE MOUTARDE.

Une poignée ou sept à huit cuillerées à bouche pour un bain de pieds. — L'eau n'a pas besoin d'être très-chaude lorsqu'on emploie la farine de moutarde dans le bain de pieds. On recouvre les genoux du malade d'une serviette ou d'un morceau d'étoffe quelconque afin qu'il ne soit pas gêné par les vapeurs qui se dégagent. La durée du bain de pieds est de dix à vingt minutes, que l'on compte à partir du moment où le malade a accusé la sensation particulière de picotement causée par la moutarde.

Pour faire des sinapismes on délaye avec de l'eau chaude la farine de moutarde de manière à en faire une pâte. Cette pâte est étendue sur un linge sur une épaisseur d'un demi-centimètre environ, et sur une étendue en rapport avec la partie à laquelle est destiné le sinapisme.

Le sinapisme fait avec de l'eau froide serait tout aussi actif que celui fait avec de l'eau chaude, mais il serait un peu plus de temps à commencer à produire son effet. Inutile d'ajouter du vinaigre comme on le fait trop communément ; le vinaigre loin d'augmenter l'action de la moutarde ne peut que la neutraliser.

Le sinapisme ne doit être laissé en place que pendant dix à vingt minutes. Laissé trop longtemps en contact avec la peau il pourrait y produire des ampoules assez longues à guérir et qui laissent presque toujours après elles des cicatrices indélébiles. Le même sinapisme peut, après avoir été laissé pendant dix à quinze minutes sur un point, être appliqué sur un autre point, et il agit encore énergiquement.

Le sinapisme s'applique en cas de congestion cérébrale, de délire, d'asphyxie, etc., sur les extrémités inférieures, aux cuisses, aux mollets, sur le dos du pied. Il faut choisir, autant que possible, pour son application les points qui ne portent pas sur le lit quand le malade repose, et avoir soin lorsqu'on l'enlève d'essuyer doucement la peau pour qu'il n'y reste pas de farine de moutarde.

Un large sinapisme appliqué entre les deux épaules, pendant un quart d'heure à vingt minutes, amène souvent un grand soulagement dans les accès d'oppression. Le même remède appliqué sur le ventre dans la fièvre typhoïde, lorsqu'il y a des coliques et du ballonnement du ventre, soulage aussi les malades. J'ai usé plusieurs fois avec avantage de ce moyen dans les coliques sèches.

Le cataplasme dit sinapisé suffit pour les personnes qui ont la peau très-fine et très-sensible et pour les enfants. Pour l'obtenir, on fait un cataplasme avec de la farine de lin, et l'on saupoudre la surface du cataplasme avec de la farine de moutarde.

18. FARINE DE SEMENCE DE LIN.

La farine de semence de lin sert à faire des cataplasmes émollients que l'on pose sur les parties enflammées, douloureuses, panaris, abcès, bubons, etc. Souvenez-vous toujours que dans le cas d'inflammation jamais un cataplasme ne doit être appliqué très-chaud, comme on le fait trop souvent. Le cataplasme pour être efficace ne doit être que tiède, sa température ne doit pas être plus élevée que celle de la partie sur laquelle on le pose : il doit être changé avant qu'il ait commencé à sécher.

On arrose le cataplasme d'une cuillerée à café de laudanum de Sydenham pour le rendre calmant ; on peut encore et avec plus de raison peut-être mélanger une cuillerée à café de laudanum avec une cuillerée à bouche d'huile, étendre ce mélange sur la partie malade et recouvrir du cataplasme.

Lorsque l'inflammation commence à tomber on rend le cataplasme résolutif en l'arrosant de quelques cuillerées d'eau blanche.

19. FLEURS DE CAMOMILLE ROMAINE.

L'infusion de fleurs de camomille romaine est un remède populaire ; elle est stimulante et tonique. Avant la découverte des quinquinas et du sulfate de quinine, elle était employée comme fébrifuge.

On la donne comme remède des coliques venteuses. — A la dose de trois à quatre petites tasses par jour elle est utile aux personnes dont la digestion est devenue difficile par un long séjour dans les pays chauds ou par l'abus des boissons.

Les Anglais donnent fréquemment l'infusion de camomille tiède à larges doses pour aider l'action d'un vomitif.

On donne aussi l'infusion de camomille contre les vers intestinaux.

L'infusion se fait en jetant une pincée (c'est-à-dire

environ vingt à trente têtes de fleurs) de camomille dans un litre d'eau bouillante. Lorsque l'eau est refroidie, on passe le liquide à travers un morceau de toile ou d'étamine, on sucre au goût du malade.

20. FLEURS DE SUREAU.

Faites infuser une petite pincée de fleurs de sureau dans un litre d'eau bouillante pendant dix minutes à un quart d'heure, passez et sucrez. Cette infusion est sudorifique, on la donne chaude.

Prenez la même quantité de fleurs de sureau pour un verre d'eau bouillante, laissez infuser un quart d'heure, passez, ajoutez huit à dix gouttes de laudanum de Sydenham; vous aurez un collyre résolutif et calmant. On appelle collyres les médicaments liquides destinés à être appliqués sur les yeux.

21. GOMME ARABIQUE EN POUDRE.

La gomme arabique est une substance mucilagineuse et adoucissante, elle convient dans toutes les inflammations, on l'emploie surtout dans les affections de la poitrine. Il ne faut pas s'exagérer les propriétés de ce médicament; il agit principalement en qualité d'aliment léger, de digestion facile, chez les malades mis à la diète.

La tisane de gomme, ou eau gommée, se fait avec une cuillerée à bouche de gomme pour un litre d'eau sucrée.

Cette tisane doit être faite avec de l'eau froide ou seulement tiède. Lorsqu'on chauffe la solution de gomme elle devient souvent acide et âcre.

22. HUILE DE PALMA CHRISTI OU HUILE DE RICIN.

Ce médicament étant très-souvent employé, la quantité prescrite par l'ordonnance nous semble un peu trop faible ; elle pourrait être portée à deux cent-cinquante grammes et cinq cents grammes sans grand inconvénient pour l'armement, l'huile de ricin n'étant pas d'un prix très-élevé. Elle doit être remplacée au retour de chaque voyage par de l'huile récemment préparée, parce que, par la chaleur et avec le temps, il s'y développe souvent des principes âcres qui peuvent la rendre dangereuse.

L'huile de ricin est un purgatif très-doux et très-prompt; elle convient dans les cas où l'on redoute les effets d'une substance trop irritante pour le tube digestif, comme dans la dysenterie, la constipation, la hernie étranglée, les hémorroïdes. C'est un excellent remède contre les vers intestinaux.

La dose de l'huile de ricin est de une à trois cuillerées à bouche pour l'homme adulte, une à trois cuillerées à café pour les enfants. — On la donne ordinairement dans une tasse de thé, de café ou de bouillon. Je conseille de la donner pure de la manière suivante : Prenez un verre à vin de Bordeaux ou une petite tasse, déposez au fond une cuillerée d'eau et à l'aide d'un doigt mouillez les parois du vase. Cette petite opération empêchera la dose d'huile que vous verserez ensuite d'adhérer au vase ; le malade prend dans sa bouche une ou deux cuillerées d'eau qu'il avale lentement, et immédiatement après, d'un seul coup, il avale la dose d'huile. L'huile n'adhérant pas aux parois du vase passe rapidement dans la bouche, et celle-ci étant encore mouillée, l'huile ne s'y arrête pas et ne prend pas au gosier. Le malade prend ensuite une tasse de thé sucré préparée d'avance. L'ingestion de l'huile par ce procédé se fait presque aussi rapidement que la pensée, tandis que le mélange d'huile de ricin et de thé ou de bouillon, etc. est assez long à boire et répugne profondément au malade qui s'arrête à moitié chemin, découragé et rebuté.

L'huile de ricin offre une particularité que l'on ne rencontre pas dans les autres purgatifs ; lorsqu'on en répète l'usage il est inutile d'en augmenter la dose ; une dose plus faible que celle qu'on a pris précédemment suffit pour produire le même effet purgatif.

23. LAUDANUM LIQUIDE DE SYDENHAM, VIN D'OPIUM.

Le laudanum liquide de Sydenham est un des médicaments qui peuvent rendre le plus de services ; il entre dans la composition d'un grand nombre de préparations tant pour l'usage interne que pour l'usage externe.

Ses principales propriétés sont de calmer la douleur et de provoquer le sommeil.

Souvenez-vous toujours, avant d'administrer ce médicament, qu'il produit la torpeur de l'intestin et amène la constipation; que, d'un autre côté, il congestionne légèrement le cerveau. Vous ne le donnerez donc ni aux gens qui sont constipés, ni à ceux qui ont le sang porté à la tête, qui sont menacés de congestion cérébrale ou d'apoplexie. Ne donnez jamais le laudanum aux enfants âgés de moins de cinq ans, vous pourriez voir son administration suivie d'accidents funestes. Au-dessus de cet âge même: il demande à être manié par une main habile.

La dose du laudanum de Sydenham est pour l'adulte et pour vingt-quatre heures, de six à vingt gouttes dans une mixture ou portion composée comme la suivante :

Gomme arabique en poudre, une cuillerée à café.
Eau sucrée, deux tiers de verre.
Laudanum de Sydenham, six à vingt gouttes.

Telle est la préparation appelée potion calmante ; on en donne une cuillerée à bouche ou une gorgée, ce qui est à peu près la même chose, d'heure en d'heure.

Cinq à six gouttes de laudanum de Sydenham sur un morceau de sucre, ou dans un demi-verre d'eau sucrée, prises en une seule fois au moment du coucher, suffisent souvent pour amener le sommeil en cas d'insomnie, pour calmer les coliques, les crampes d'estomac.

Le lavement calmant se fait avec un verre d'eau bouillante dans laquelle on délaye deux cuillerées à café d'amidon, puis on ajoute huit à douze gouttes de laudanum. Ce lavement doit être administré tiède, et le malade doit, autant que possible, le conserver. (Voir article 3. — *Amidon*).

24 ORGE PERLÉ.

L'orge perlé sert à préparer une tisane adoucissante, légèrement nourrissante, très-agréable. Pour faire cette tisane, jetez une cuillerée à bouche d'orge perlé dans assez d'eau pour obtenir un litre de décoction; le liquide devant bouillir jusqu'à ce que l'orge soit crevée, il faut environ un litre un tiers à un litre et demi d'eau. L'orge crevée, on passe à travers un linge ou un morceau d'étamine, et l'on sucre au goût du malade. Cette tisane peut être donnée dans toutes les maladies inflammatoires; on ne doit pas en faire une quantité plus considérable que celle qui peut être consommée dans les vingt-quatre heures, parce qu'elle s'altère rapidement. On aromatise agréablement cette tisane avec une cuillerée à bouche d'eau de fleurs d'oranger pour un litre de décoction.

25. ONGUENT ANTIPSORIQUE.

C'est le remède contre la gale : on s'en sert en frictions deux fois par jour sur les parties où se trouvent les boutons, c'est-à-dire sur les avant-bras, la partie interne des cuisses, les jarrets, le ventre, les reins.

26. ONGUENT JAUNE.

L'onguent jaune fait selon la formule des hôpitaux de

la marine est un excellent médicament. Il a surtout un avantage incontestable, c'est celui de se conserver très-longtemps sans s'altérer, de manière à ne pouvoir plus être employé.

Il sert au pansement des brûlures, des plaies, des ulcères, des vésicatoires.

On l'étend en couche très-mince, à l'aide d'un couteau, soit sur de la charpie, soit sur un morceau de linge fin, souple, à demi-usé, et on l'applique sur la partie malade ; on recouvre le pansement d'une compresse, et l'on maintient le tout en place à l'aide d'un mouchoir, d'une bande, etc.

27. ONGUENT MERCURIEL SIMPLE.

Les *pediculi pubis,* vulgairement les morpions, sont excessivement fréquents dans les postes des matelots, et ils s'y propagent généralement d'une manière aussi rapide que déplorable. L'onguent mercuriel simple en frictions sur les parties couvertes de poils, que hantent de préférence ces insectes parasites, est le moyen le plus infaillible pour les détruire.

La quantité exigée par l'ordonnance nous semble insuffisante en face de la fréquence de l'emploi de ce médicament. Nous avons presque toujours trouvé le vase qui le contenait complétement vide au retour des campagnes.

L'onguent mercuriel a l'inconvénient de s'altérer par la chaleur ; la graisse fond, surnage, et la partie active du médicament gagne le fond du vase. Quelques brins de paille placés çà et là dans l'intérieur de l'onguent mercuriel nous ont paru, dans plusieurs essais que nous avons faits, avoir la singulière propriété de retarder considérablement le dédoublement du mercure d'avec l'axonge.

On peut remédier encore au dédoublement en brassant chaque jour l'onguent trop liquide avec un morceau de bois. Du reste, la destruction des insectes malpropres doit être tentée dès le départ, c'est-à-dire dans un moment où le médicament, fraîchement préparé, n'a pu subir encore aucune altération.

L'onguent gris peut être appliqué utilement en frictions, répétées deux fois chaque jour, sur la partie interne de la cuisse en cas d'engorgement des glandes de l'aine.

28. POMMADE AU GAROU.

Cette pommade sert à entretenir les vésicatoires; c'est un médicament à supprimer. On ne s'en sert jamais à bord des navires ; c'est là un fait que nous avons constaté bien des fois en examinant des coffres au retour d'une campagne.

29. ONGUENT DE STYRAX.

Cet onguent, assez actif, sert à panser les plaies et ulcères qui, sans être de mauvaise nature, présentent peu de tendance à la cicatrisation. On l'emploie comme l'onguent jaune, étendu sur du linge ou de la charpie. C'est là encore un médicament peu employé qui pourrait être supprimé sans aucun inconvénient.

30. ÉMÉTIQUE.

L'émétique se donne comme vomitif à la dose de un à deux paquets dans un verre d'eau chaude ; administrez un quart du verre d'eau ainsi préparé, de dix en dix minutes, et suspendez lorsque les vomissements sont abondants.

Pour éviter les efforts violents que cause la vacuité de l'estomac, donnez quelques verres d'eau tiède ou d'infusion de camomille non sucrée, cela rend les vomissements moins pénibles.

Si les vomissements devenaient excessifs, vous les arrêteriez en donnant de la teinture de quinquina, à la dose de deux à trois cuillerées à café dans un demi-verre d'eau sucrée, à prendre en quatre à cinq fois ; ou bien une cuillerée à café de sel de cuisine dissoute dans un demi-verre d'eau, à prendre en trois fois.

Le vomitif s'administre ordinairement le matin à jeun, à moins d'un cas pressant.

L'émétique se donne comme purgatif, en lavage, c'est-à-dire en solution dans une large proportion d'eau ; donné de cette manière il purge ordinairement sans faire vomir. On met un à deux paquets d'émétique, de cinq centigrammes chaque, à dissoudre dans un litre d'eau sucrée aromatisée avec l'eau de fleurs d'oranger ou le jus d'un citron. Le malade prend un verre de cette solution de demi-heure en demi-heure. On suspend l'administration du médicament lorsque l'effet purgatif se produit; il faudrait le suspendre aussi dans le cas où il donnerait lieu à de nombreux vomissements.

Il ne faut pas donner l'émétique aux individus atteints de hernie, d'inflammation de l'intestin, de dysenterie, de maladies du cœur, ni aux femmes pendant quelles ont leurs règles. Une dose assez minime d'émétique suffit quelquefois pour causer des accidents chez les individus atteints de larges brûlures; il faut donc s'abstenir de le donner dans ce cas.

Dans les inflammations de la poitrine, pour faire tomber la fièvre, calmer la toux, provoquer la sueur, on donne la potion suivante :

> Émétique, un à trois paquets ;
> Gomme arabique en poudre, une cuillerée à café ;
> Eau sucrée, un verre.

Donnez de cette mixture une cuillerée à bouche d'heure en heure. Si le malade vomit, ne donnez que la moitié de la cuillerée, et seulement de deux en deux heures. Si les vomissements cessent, donnez la demi-cuillerée d'heure en heure, et augmentez progressivement en remplissant la cuillère, d'abord aux deux tiers, puis totalement. Si, au contraire, les vomissements persistent, ou s'il se produit des selles abondantes et répétées, suspendez l'administration du médicament.

Recommencez le lendemain, une demi-cuillerée à bouche de deux heures en deux heures, augmentez et rapprochez les doses, comme nous l'avons dit tout à l'heure ; le malade, à ce second essai, supportera généralement le médicament sans vomir ni aller à la selle. Pendant que le malade prend ce remède, donnez-lui comme tisane la décoction d'orge ou l'eau gommée, qu'il boive peu à la fois; il restera à la diète, sinon qu'il évite avec soin les aliments gras, même le bouillon.

31. IPÉCACUANHA EN POUDRE.

L'effet vomitif de l'ipécacuanha est moins énergique et moins rapide que celui de l'émétique ; il faut donc préférer ce dernier lorsqu'on veut déterminer une déplétion rapide de l'estomac.

Le moyen le plus sûr de provoquer des vomissements avec l'ipécacuanha est de le donner bien délayé dans une assez grande quantité d'eau chaude, à petites doses, souvent répétées. Prenez trois paquets d'ipécacuanha de quarante ou cinquante centigrammes chaque, délayez-les bien dans la valeur de deux verres d'eau chaude, et donnez au malade un demi-verre à la fois de cette préparation. Si la première dose provoque le vomissement, donnez immédiatement un second demi-verre ; si, sous l'influence de cette dose, les vomissements sont suffisamment abondants, cessez le médicament ; sinon, au bout de dix minutes, donnez un troisième demi-verre, et au bout de dix autres minutes, un quatrième. — Bien entendu que, comme nous l'avons indiqué pour l'émétique, vous donnerez à votre malade quelques verres d'eau tiède ou d'infusion de camomille pour rendre les vomissements moins pénibles.

Il arrive quelquefois, mais assez rarement, que le vomissement n'a pas lieu; dans ce cas, l'ipécacuanha purge légèrement. Chez les malades que l'ipécacuanha fait vomir, il y a quelquefois un peu de purgation, mais peu abondante et sans coliques.

L'ipécacuanha à dose vomitive, comme nous venons de l'indiquer, s'emploie avec avantage dans les fièvres intermittentes avant l'administration du sulfate de quinine, dans la cholérine, la diarrhée chronique, dans les rhumes avec toux quinteuse.

Dans la dysenterie, on donne l'ipécacuanha à petites doses répétées, pendant au moins trois jours de suite, à l'aide de la préparation suivante :

Prenez quatre paquets d'ipécacuanha de cinquante centigrammes, battez-les avec un jaune d'œuf. Lorsque vous aurez bien mélangé, ajoutez peu à peu deux tiers de verre d'eau sucrée en délayant et en agitant.

Faites prendre au malade une cuillerée à bouche de cette mixture, d'heure en heure. Si le malade vomit, il n'y a pas d'inconvénient à continuer. Le lendemain, faites une préparation semblable, et donnez-la de la même manière. Le troisième jour, répétez la même opération.

32. RHUBARBE EN POUDRE.

Suivant la dose à laquelle on la donne, la rhubarbe agit comme purgatif ou comme tonique.

Pour obtenir une purgation d'une abondance modérée, il faut prendre deux ou trois paquets de soixante centigrammes. Pour obtenir deux ou trois selles, un paquet est généralement suffisant. — La rhubarbe purge sans coliques, elle est d'une administration efficace dans les diarrhées chroniques à la dose de un à trois paquets. Elle convient surtout aux personnes délicates et nerveuses, aux femmes et aux enfants.

Pour administrer la rhubarbe, on jette la poudre au fond d'un vase, on ajoute de l'eau goutte à goutte, de manière à faire une pâte, et l'on délaye ensuite en ajoutant peu à peu la valeur d'un demi à deux tiers de verre d'eau. De cette manière, la rhubarbe se trouve bien délayée et ne présente pas de grumeaux. On prend la dose en une seule fois, et ensuite on boit un verre de tisane d'orge. — La purgation par la rhubarbe est suivie généralement de constipation.

Comme agent tonique, la rhubarbe se donne à la dose de dix à vingt centigrammes, c'est-à-dire un sixième à un tiers de paquet, deux fois par jour, aux deux principaux repas, en commençant à manger. On pose une tranche de soupe au fond d'une cuillère, on laisse tomber sur cette tranche de soupe le sixième ou le tiers de la poudre contenue dans un paquet, on recouvre d'une autre tranche de soupe, et l'on avale sans mâcher. La rhubarbe ainsi administrée convient dans le cas de défaut d'appétit avec amertume de la bouche et constipation, à la suite d'excès de table, de femmes ou de veilles. — A cette dose, la rhubarbe suffit souvent pour provoquer plusieurs selles en vingt-quatre heures; si l'effet purgatif était trop abondant, il suffirait de diminuer la quantité de chaque prise.

33. RHUBARBE CONTUSE.

Pour obtenir un purgatif très-léger avec la rhubarbe contuse, il faut en prendre un paquet que l'on fait infuser pendant une demi-heure dans un verre d'eau bouillante. Si l'on se sert d'eau froide, il faut doubler la dose de rhubarbe et faire macérer pendant douze heures. — Le liquide obtenu par l'infusion ou la macération est passé à travers une étamine ou un linge et donné le matin a jeun en deux ou trois fois. — Ce purgatif convient dans les diarrhées chroniques. — On conseille quelquefois, au lieu de prendre la poudre de rhubarbe comme tonique, au commencement du repas, d'en mâcher quelques morceaux en avalant la salive. Cette manière d'user du médicament produit de bons effets; on peut donc l'employer, mais elle répugne à beaucoup de personnes.

34. MANNE.

La manne se dissout très-bien dans l'eau, dans le lait, son goût très-doux, analogue à celui du sucre, en fait un médicament précieux pour les enfants. — Mais à bord, la manne s'altère très-vite, gâte le papier dans lequel elle est enveloppée et souille les objets qui l'entourent. C'est encore un des médicaments du coffre que l'on pourrait supprimer et remplacer avec avantage par un autre d'une conservation plus facile.

Avant qu'elle ne soit altérée, on peut donner la manne à la dose d'un paquet dans un verre d'eau chaude. Son effet purgatif est lent, mais il se continue assez longtemps, et n'est pas suivi de constipation. A côté de cette dernière qualité très-avantageuse en certaines circonstances, elle présente l'inconvénient de laisser après son administration le manque d'appétit, des vents, des coliques.

La manne associée à d'autres purgatifs nuit à leur action plutôt qu'elle ne l'augmente; nous ne conseillons pas d'user de ces mélanges.

Plus la manne est vieille, plus son effet purgatif est certain et marqué; mais il est bon d'ajouter que son goût devient alors détestable.

35. JALAP EN POUDRE.

Le jalap fait la base de cette fameuse médecine Leroy dont on a tant abusé; médicament excellent dans certains cas déterminés, mais dont l'administration intempestive a causé des accidents bien plus nombreux que les services qu'il a rendus. — Le jalap est un purgatif énergique, ce que nous appelons un purgatif drastique.

La poudre de jalap se donne à la dose d'un paquet, soit dans des confitures, du sirop, de la mélasse, du miel, soit délayée dans un demi-verre d'eau, le matin, à jeun.

Cette poudre est à peu près insipide, et laisse seulement dans la gorge une sensation d'âcreté.

Un paquet de jalap et une cuillerée à bouche de sel d'Epsom ou de crème de tartre, dans un litre de bouillon à l'oseille ou dans un litre d'eau sucrée, à prendre un verre de demi en demi-heure, forme un purgatif très-rapide et très-actif.

La poudre de jalap trouve son emploi en cas de congestion cérébrale, d'hydropisie, de dartres, de constipation opiniâtre.

36. SULFATE DE QUININE.

Le sulfate de quinine est l'un des médicaments les plus précieux, non-seulement parmi ceux que contient le coffre, mais encore parmi tous ceux qui sont à la disposition du médecin.

On a abusé du sulfate de quinine, comme on abuse de toutes les bonnes choses, on l'a donné dans une foule de maladies où il a été quelquefois plus nuisible qu'utile; mais il n'en est pas moins vrai que c'est là le remède par excellence contre les fièvres intermittentes, quelle que soit leur gravité, et contre les maladies qui ont une tendance à se reproduire périodiquement, à des intervalles réguliers, comme certaines névralgies. Outre cette propriété principale, le sulfate de quinine est un tonique puissant, et, à ce titre, il trouve son emploi dans quelques affections que nous indiquerons.

Pour obtenir des effets satisfaisants du sulfate de quinine, il ne suffit pas de le donner à tort et à travers, comme on le fait trop souvent; la manière de le donner a suffi à elle seule pour causer souvent des désappointements. Il faut agir avec méthode, avoir égard à certaines circonstances, d'où la longueur de ce chapitre auquel nous aurons plus d'une occasion de renvoyer dans la suite de cet ouvrage.

Disons de suite que le sulfate de quinine peut se donner à plus forte dose dans les climats chauds que dans nos contrées tempérées : que la gravité des fièvres pernicieuses dans les pays intertropicaux exige l'emploi de ce médicament à des doses élevées et rapprochées.

I. Doses. — Pour la fièvre intermittente simple, la dose du sulfate de quinine est de un à deux grammes, que l'on donne par prise de cinquante centigrammes d'heure en heure, ou de deux en deux heures à partir du moment où la fièvre a cessé.

Nous disons d'heure en heure ou de deux en deux heures; en effet, si les accès sont très-rapprochés l'un de l'autre, il faut se hâter de donner le sulfate de quinine avant que l'accès qui menace ne commence. Si, au contraire, les accès sont éloignés, on peut donner le sulfate de quinine en augmentant un peu l'intervalle entre deux doses, soit de deux en deux heures.

Pour la fièvre pernicieuse, la dose est de trois et même de quatre grammes pour vingt-quatre heures, à donner entre deux accès par prises de cinquante centigrammes. Ici on rapproche encore les doses de manière à pouvoir faire prendre la totalité du médicament avant l'accès qui menace, afin d'éviter ou du moins d'atténuer cet accès qui pourrait être mortel.

II. Durée du temps pendant lequel il faut continuer l'usage du sulfate de quinine.— Dans les climats chauds, il a été constaté par un grand nombre de médecins qu'il ne faut pas continuer pendant un trop long temps l'usage du sulfate de quinine, pour ne pas en épuiser l'efficacité.

Quand la fièvre est coupée, on continue le sulfate de quinine pendant deux ou trois jours, à dose de moins en moins forte. C'est-à-dire que si, par exemple, vous avez donné six paquets de sulfate de quinine de cinquante centigrammes chaque entre deux accès, pour couper la fièvre, l'accès venant à manquer, vous ne donnerez que quatre paquets le jour suivant, trois le jour d'après, deux seulement le troisième jour, et vous cesserez le sulfate de quinine. Vous le remplacerez par deux doses de vin de quinquina, une le matin au lever, une le soir au moment du coucher.

Les accès, d'après de nombreuses observations, ayant de la tendance à se reproduire les septième, quatorzième et vingt et unième jours, la pratique qui consiste à donner deux paquets de sulfate de quinine de cinquante centigrammes chaque à deux heures d'intervalle, les sixième, treizième et vingtième jours après le dernier accès, nous semble bonne à suivre.

III. Moment ou il faut donner le sulfate de quinine. — Dans la fièvre intermittente simple, on donne le sulfate de quinine dès que l'accès a cessé, par paquets de cinquante centigrammes, un d'heure en heure ou de deux en deux heures.

Si la fièvre est continue, présentant seulement des moments où elle est plus forte, d'autres moments où elle l'est moins, si, en un mot, elle est ce que nous appelons rémittente, donnez le sulfate de quinine aussitôt que la fièvre diminue, que le malade semble un peu mieux.

Si l'accès dure plus de vingt-quatre heures, profitez des moments où le malade est calme pour lui donner un paquet de sulfate de quinine de cinquante centigrammes.

Dans les accès pernicieux, n'attendez pas la fin de l'accès ou l'amélioration, donnez le sulfate de quinine par paquets de cinquante centigrammes jusqu'à six et huit paquets, un d'heure en heure.

IV. Manière de faire prendre le sulfate de quinine. — Le moyen le plus simple, et en même temps le plus fidèle, est de délayer le sulfate de quinine dans un peu d'eau au moment de le faire prendre. On le donne quelquefois dans du vin rouge, dans du vin de Madère ou dans du rhum. On peut employer encore l'infusion de café sans sucre; l'amertume du sulfate de quinine disparaît sans que le médicament perde de ses propriétés et de son efficacité. On peut donc employer ce moyen, mais il est bien entendu qu'il faut faire usage d'une infusion de café bien faite et non pas de la soupe au café de l'équipage.

Il est d'une bonne pratique de donner l'ipécacuanha à dose vomitive avant le sulfate de quinine, si la distance entre deux accès le permet. Sinon on donne un, deux ou trois paquets de sulfate de quinine, suivant la gravité de l'accès; puis on administre l'ipécacuanha deux ou trois heures après la dernière dose, et l'on revient ensuite au sulfate de quinine.

Si le malade vomit le sulfate de quinine, on lui donne de suite l'ipécacuanha à dose vomitive. (Voir n° 31.) Le vomitif guérit la tendance du malade à vomir, et le sulfate de quinine est non-seulement supporté, mais il agit encore avec plus d'efficacité. Si l'accès est grave, si le temps manque, la première dose de sulfate de quinine étant vomie, on en donne une seconde, et nous avons observé assez fréquemment que cette seconde dose n'était pas vomie.

Lorsque les vomissements sont simplement nerveux, qu'il n'y a pas d'embarras du côté de l'estomac, que la langue n'est pas chargée, qu'il n'y a pas de coma, c'est-à-dire cet état de torpeur d'où l'on ne peut tirer le malade, quatre gouttes de laudanum jointes à la dose de sulfate de quinine suffisent souvent pour la faire supporter par le malade : nous avons vu cette pratique amener de bons résultats dans le cas où le malade était très-agité avec tendance à un délire bruyant.

Si le malade ne peut avaler, s'il vomit très-fréquemment, on donne le sulfate de quinine en lavement en attendant que l'on ait modifié l'état de l'estomac. Il faut alors au moins doubler les doses; on délaye deux, trois et même quatre paquets de sulfate de quinine de cinquante centigrammes dans deux tiers de verre d'eau tiède; on donne ce lavement avec les précautions que nous avons indiquées (au paragraphe *Lavement calmant*, art. 3. *Amidon*), en recommandant au malade de le conserver autant que possible. Si le lavement est rendu, on en donne un second.

37. PASTILLES D'IPÉCACUANHA.

On donne les pastilles d'ipécacuanha à la dose de cinq à dix par jour, une de deux en deux heures dans les rhumes où la toux est sèche et par quintes; elles facilitent les crachats, diminuent l'oppression, sans provoquer le vomissement, surtout si on a le soin de ne les donner que de deux en deux heures, et de les cesser au moins une heure avant les repas, pour ne les recommencer que deux heures après. On les a conseillées à la même dose dans la diarrhée chronique, la dysenterie chronique.

38. SEMENCE DE LIN.

Les semences de lin sont employées comme émollient,

en tisane, principalement dans les affections des organes génitaux et urinaires, en lavement dans les inflammations du gros intestin.

La tisane se fait avec une cuillerée à bouche de semence de lin sur laquelle on jette un litre d'eau bouillante. On laisse infuser jusqu'à ce que l'eau soit refroidie, on passe à travers un linge ou un morceau d'étamine, et on sucre au goût du malade.

Pour le lavement émollient, on prend la même quantité de graine de lin que l'on fait bouillir pendant un quart d'heure, dans assez d'eau pour avoir un demi-litre de décoction ; on passe et on donne le lavement tiède.

39. SEL D'EPSOM

Le sel d'Epsom ou sulfate de magnésie est un purgatif doux et sûr, peu irritant ; il n'a contre lui que sa saveur amère et désagréable. Il convient dans les maladies inflammatoires, dans la jaunisse, l'embarras gastrique.

L'effet purgatif de ce sel est généralement suivi de constipation pendant deux ou trois jours après son administration.

On le donne à la dose de deux à trois cuillerées à bouche dans un demi-litre de bouillon à l'oseille, de thé ou d'eau sucrée, à prendre en trois fois à demi-heure d'intervalle. On donne ensuite du thé chaud très-léger ou du bouillon à l'oseille.

Dans certains cas où l'on veut obtenir une purgation rapide et abondante on associe le sel d'Epsom à la poudre de jalap. (Voir art. 35.)

Dans la dysenterie, lorsque les selles sont très-fréquentes presque sans expulsion de matière, on donne le sulfate de magnésie de la manière suivante :

On met deux cuillerées à bouche de sulfate de magnésie dans un verre d'eau sucrée, et l'on donne une cuillerée à bouche d'heure en heure de cette préparation. Le lendemain, on recommence la même opération. Le troisième jour, au lieu de deux cuillerées à bouche de sulfate de magnésie on n'en met qu'une, et l'on fait prendre le médicament de la même manière. Ordinairement, dès le premier jour, il y a de l'amélioration dans la nature et la quantité des selles, ce qui ne doit pas empêcher de continuer jusqu'au troisième jour, suivant la manière indiquée.

40. SEL DE NITRE.

Le sel de nitre se donne à la dose d'une demi-cuillerée à café dans un litre de tisane d'orge ou de graine de lin à consommer dans la journée.

On l'emploie dans les rhumatismes accompagnés de fièvre, dans la jaunisse, dans la période d'inflammation de la chaudepisse.

41. SUCRE.

Une ordonnance récente a supprimé le miel du coffre à médicament et l'a remplacé par du sucre. Inutile d'insister ici sur les usages du sucre que tout le monde connaît.

42. TAFFETAS GOMMÉ.

Le taffetas gommé sert au pansement des coupures et écorchures légères, peu profondes; c'est un mode de pansement très-propre et très-commode. Mais lorsque le taffetas est appliqué, l'eau ledécolle assez facilement; ce serait donc un mauvais moyen à employer, en cas de mauvais temps, sur les parties qui seraient exposées à être mouillées d'eau de mer ou de pluie.

43. TEINTURE DE CANNELLE SATURÉE.

La teinture de cannelle est un médicament tonique et excitant. Prise à petite dose, dix à douze gouttes dans un verre d'eau sucrée, elle détermine de la chaleur à l'estomac, augmente les forces digestives et agit d'une manière stimulante sur toute l'économie.

On ne l'emploie jamais pure, vu sa nature alcoolique; on la donne soit dans les tisanes qu'elle aromatise agréablement, soit dans des potions.

A la dose d'une demi-cuillerée à une cuillerée à café elle convient dans les diarrhées anciennes, dans le cas de défaut d'appétit avec tendance à la diarrhée.

Lorsqu'on veut produire une stimulation générale comme dans le cas de congélation, à la suite d'une immersion prolongée dans l'eau froide, dans la fièvre pernicieuse, lorsque la période de froid se prolonge trop longtemps, on donne avec avantage la teinture de cannelle à la dose d'une cuillerée à café soit dans une tasse d'eau sucrée chaude, soit dans une tasse de thé.

44. TEINTURE DE QUINQUINA.

La teinture de quinquina est un médicament tonique. Elle s'emploie à la dose de une à trois cuillerées à café, jamais pure, mais étendue dans un demi-verre de vin ou d'infusion de camomille, à prendre en trois ou quatre fois dans sa journée.

La teinture de quinquina se donne comme préservatif de la fièvre intermittente dans les pays où règne cette fièvre ; pour consolider la guérison de la fièvre intermittente, lorsqu'on a coupé les accès par l'usage du sulfate de quinine ; on l'administre avec avantage aux gens affaiblis par une longue maladie.

A l'intérieur à la dose indiquée et en gargarismes, la teinture de quinquina est l'un des remèdes les plus énergiques contre le scorbut.

45. TÊTE DE PAVOT ORIENTAL.

Médicament très-infidèle; dans le cas où vous désireriez obtenir un effet calmant, adressez-vous de préférence au laudanum de Sydenham.

Si néanmoins vous vouliez faire un lavement calmant avec le pavot, n'employez qu'une demi-tête que vous ferez bouillir pendant un quart d'heure dans assez d'eau pour obtenir un demi-litre de décoction. — Vous pouvez faire bouillir cette demi-tête de pavot soit avec une cuillerée à bouche d'amidon, soit avec deux cuillerées de riz, soit enfin avec une cuillerée à bouche de semence de lin ; vous obtiendrez ainsi un lavement émollient et calmant.

46 A 61. LINGE, USTENSILES ET AUTRES OBJETS.

Ces articles ne demandent pas de notions particulières, nous aurons l'occasion de revenir sur la plupart en détail à l'occasion des blessures, fractures, etc.

DES MÉDICAMENTS FORMANT LE COFFRE SUPPLÉMENTAIRE POUR LES BATIMENTS DU COMMERCE QUI FRÉQUENTENT LA COTE OCCIDENTALE D'AFRIQUE.

36. SULFATE DE QUININE.

Voir plus haut nº 36.

62. VIN DE QUINQUINA.

Excellent médicament tonique.— On le donne, à la dose de deux à six cuillerées à bouche, dans le scorbut, dans la convalescence des maladies graves qui ont produit l'anémie ; à la suite de l'administration du sulfate

7

de quinine pour maintenir la guérison des fièvres intermittentes; comme préservatif de ces fièvres dans les pays marécageux.

63. SULFATE DE SOUDE.

Le sulfate de soude jouit des mêmes propriétés que le sulfate de magnésie ou sel d'Epsom ; il se donne dans les mêmes cas et de la même manière, seulement il est un peu plus actif et s'emploie à dose un peu moins forte, une cuillerée à bouche à une cuillerée et demie.— (Voir sel d'Epsom nº, 39).

6. CALOMÉLAS.

Voir art. 6.

31. POUDRE D'IPÉCACUANHA.

Voir art. 31.

64. RACINE DE RATANHIA.

La racine de ratanhia est un astringent très-puissant. Elle trouve son emploi dans les diarrhées chroniques, la dysenterie chronique, les hémorrhagies intestinales sans inflammation, les chaudepisses anciennes, les fissures à l'anus. Elle est surtout d'un bon usage chez les individus qui présentent de l'épuisement, un grand affaiblissement.

On doit administrer la racine de ratanhia en infusion; on obtient en effet par l'infusion un liquide d'un jaune rougeâtre qui paraît moins chargé que celui obtenu par la décoction, mais qui néanmoins est plus actif.

L'infusion se fait en jetant dans un litre d'eau bouillante une cuillerée à bouche de racine de ratanhia concassée ; on passe à travers un linge ou une étamine lorsque le liquide est refroidi. Cette tisane se donne par petites tasses dans la journée.

On fait un lavement astringent avec la même quantité de racine de ratanhia en infusion dans un demi-litre d'eau bouillante ; on passe après refroidissement ; on fait chauffer ensuite un peu pour donner le lavement tiède.

65. EAU DE FLEURS D'ORANGER.

Aromate agréable, et anti-spasmodique, que l'on fait entrer avec avantage dans la composition des potions et des tisanes à la dose d'une cuillerée à café à deux cuillerées à bouche.

14. ETHER.

Voir art. 14.

66. ALCOOL DE MENTHE.

L'alcool de menthe se donne à la dose de 10 à 30 gouttes, pour aromatiser les tisanes et les potions, dans les cas de diarrhées chroniques, de coliques venteuses, de coliques sèches.

67. PILULES DE SEGOND.

Les pilules de Segond se donnent à la dose de quatre à six pilules; on en prendra une de deux en deux heures dans la journée, contre la dysenterie, la cholérine.

68. PILULES D'ALOÈS, CALOMEL ET SAVON.

Ces pilules se donnent a la dose de deux à quatre, une à deux le matin, une à deux le soir pour prévenir les rechutes de colique sèche. On les continue pendant sept à huit jours à partir du commencement de la convalescence.

Ces pilules sont un purgatif très-doux et très-commode dans une foule de circonstances. On ne doit pas les employer chez les individus ayant des hémorrhoïdes, sauf lorsqu'on veut rappeler ces dernières, si leur suppression a donné lieu à des accidents.

CHAPITRE IV.

FORMULAIRE

ou recettes diverses que l'on peut préparer avec les médicaments contenus dans le coffre.

1° REMÈDES POUR L'USAGE INTÉRIEUR.

Tisanes, limonades et boissons diverses.

1° EAU PANÉE. — Prenez la moitié d'un biscuit ou l'équivalent en croûtes de pain grillées ; faites bouillir pendant vingt minutes dans assez d'eau (un litre et un à deux verres) pour obtenir un litre de tisane après la décoction. — Passez à travers un linge ou un morceau d'étamine et sucrez au goût du malade.

2° LIMONADE CUITE.

Deux citrons.
Eau bouillante, un litre.
Sucre, quatre cuillerées à bouche.

Versez l'eau bouillante sur les citrons coupés en tranches minces, ajoutez le sucre et passez au bout d'une heure. Cette limonade est plus agréable si on enlève d'abord l'écorce des citrons, on frotte seulement avec cette écorce quelques morceaux de sucre que l'on jette dans le liquide.

3° LIMONADE TARTRIQUE.

Acide tartrique, une demi cuillerée à café.
Eau sucrée, un litre.
Eau de fleurs d'oranger, deux cuillerées à bouche.

Mêlez à froid.

4° EAU ALBUMINEUSE.

Deux blancs d'œufs frais.
Sucre en poudre, quatre cuillerées à bouche.
Eau de fleurs d'oranger, deux cuillerées à bouche.
Eau, un litre.

Battez les blancs d'œufs avec le sucre en poudre dans un bol, ajoutez l'eau de fleurs d'oranger, puis versez sur le tout, peu à peu et en mélangeant, un litre d'eau.

5° TISANE VINEUSE.

Sel de nitre, une demi-cuillerée à café.
Vin blanc ou rouge, un demi-verre.
Sucre, quatre cuillerées à bouche.
Eau, un litre.

6° AUTRE TISANE VINEUSE.

Acide tartrique, un quart de cuillerée à café.
Vin blanc ou rouge, un demi-verre.
Sucre, quatre cuillérées à bouche.
Eau, un litre.

7° TISANE VINEUSE TONIQUE.

Teinture de quinquina, une cuillerée à café.
Vin rouge, un demi-verre.
Sucre, quatre cuillerées à bouche.
Eau, un litre.

Mêlez à froid.

8° TISANE D'ORGE.

Orge perlé, une cuillerée à bouche.
Eau, un litre et deux verres.

Faites bouillir jusqu'à ce que l'orge soit crevée, passez et ajoutez :

Eau de fleurs d'oranger, deux cuillerées à bouche.
Sucre, au goût du malade.

9° TISANE DE GOMME.

Gomme arabique, deux cuillerées à bouche.
Eau de fleurs d'oranger, deux cuillerées à bouche.
Sucre, trois cuillerées à bouche.
Eau froide, un litre.

10° TISANE DE GRAINE DE LIN.

Graine de lin, une cuillerée à bouche.
Eau bouillante, un litre.

Laissez infuser pendant une demi-heure, passez et sucrez au goût du malade.

11° TISANE DE CAMOMILLE.

Fleurs de camomille, une petite pincée.
Eau bouillante, un litre.

Laissez infuser pendant vingt minutes, passez et sucrez au goût du malade.

12° TISANE DE FLEURS DE SUREAU.

Fleurs de sureau, une petite pincée.
Eau bouillante, un litre.

Laissez infuser pendant dix minutes, passez et sucrez au goût du malade.

13° TISANE DE FEUILLES D'ORANGER.

Feuilles d'oranger, une pincée.
Eau bouillante, un litre.

Laissez infuser pendant un quart d'heure, passez et sucrez au goût du malade.

14° TISANE DE RIZ.

Riz lavé à l'eau froide, deux cuillerées à bouche.
Eau, un litre et deux verres.

Faites bouillir pendant vingt minutes, passez et sucrez au goût du malade.

15° TISANE DE RATANHIA

Ratanhia concassée, une cuillerée à bouche.
Eau bouillante, un litre.

Laissez infuser jusqu'à refroidissement, passez et ajoutez un peu de sucre suivant le goût du malade.

16° TISANE NITRÉE.

Tisane d'orge (n° 8), un litre.

Sel de nitre, une demi-cuillerée à café ou une pincée (entre deux doigts).

17° TISANE VINAIGRÉE.

Bon vinaigre de vin, deux cuillerées à bouche.
Eau bien sucrée, un litre.

18° LIMONADE. — Coupez un ou plusieurs citrons (suivant la grosseur) en tranches minces, jetez dans un litre d'eau sucrée, agitez légèrement, en peu d'instants le liquide prendra un goût agréable.

19° ORANGEADE. — Coupez une orange en tranches minces, jetez dans un litre d'eau sucrée et agitez légèment.

20° EAU DE GOUDRON. — Prenez un pot en faïence ou un vase en ferblanc d'un à deux litres, bien sec et ayant une ouverture assez grande pour permettre facilement l'introduction de la main ; barbouillez les parois intérieures de ce vase avec deux à quatre cuillerées à bouche de goudron ; passez de l'eau dans le vase ainsi préparé pour laver la surface goudronnée, jetez cette eau et remplissez le vase d'une nouvelle quantité d'eau. Laissez en contact pendant six à douze heures, suivant la température du lieu où vous vous trouvez, avant de commencer à boire.

21° EAU FERRÉE. — Jetez une poignée de clous rouillés dans un litre d'eau bouillante. Laissez en contact pendant vingt-quatre heures.

Cette eau pour conserver ses propriétés ne doit pas être filtrée.

22° TISANE IODURÉE. — Prenez une cuillerée à café de la solution d'iodure de potassium, versez dans un litre d'eau sucrée et mêlez.

23° BOISSON CONTRE LA FIÈVRE INTERMITTENTE. — Faites bouillir, pendant vingt minutes, deux cuillerées à bouche de café cru dans assez d'eau pour avoir un demi-litre de ce liquide après la décoction. Passez, ajoutez le jus d'un citron et sucrez au goût du malade.

24° BOISSON FORTIFIANTE. — Prenez deux jaunes d'œufs, battez-les dans un bol avec trois cuillerées à bouche de sucre en poudre, ajoutez une cuillerée à café de teinture de cannelle et trois cuillerées à bouche de bonne eau-devie, mélangez bien, versez dans un litre d'eau et agitez un peu.

Vomitifs et purgatifs.

25° POTION VOMITIVE.

Émétique, deux paquets de cinq centigrammes chaque.

Eau, un verre.

A prendre en trois fois à dix minutes d'intervalle, —

Le malade boira de l'eau tiède pour faciliter les vomissements.

26° AUTRE POTION VOMITIVE.

Émétique, un paquet de cinq centigrammes.

Ipécacuanha, deux paquets de quarante ou de cinquante centigrammes.

Eau, un verre.

Mêlez. — A prendre en quatre fois à dix minutes d'intervalle. — Le malade prendra de l'eau tiède pour faciliter les vomissements.

27° AUTRE POTION VOMITIVE.

Ipécacuanha, trois paquets de quarante ou de cinquante centigrammes.

Eautiède, deux verres.

Délayez. — A prendre en quatre fois à dix minutes d'intervalle. — Le malade prendra de l'eau tiède pour faciliter les vomissements.

28° POTION VOMITIVE ET PURGATIVE.

Emétique, un paquet de cinq centigrammes.

Sel d'Epsom, une cuillerée et demie à deux cuillerées.

Eau, trois verres.

A prendre un verre de demi en demi-heure, le matin à jeun.

29° POTION CONTRE LA DYSENTERIE.

Ipécacuanha, quatre paquets d'un gramme.

Eau, deux verres.

Faites bouillir pendant dix minutes, passez et ajoutez:

Eau de fleurs d'oranger, deux cuillerées à bouche.
Sucre deux cuillerées à bouche.

A prendre une cuillerée à bouche d'heure en heure.

30° AUTRE POTION CONTRE LA DYSENTERIE.

Ipécacuanha, quatre paquets d'un gramme.
Rhubarbe contuse, un paquet.
Eau bouillante, un verre et demi.

Laissez infuser pendant une demi-heure, passez et ajoutez :

Gomme arabique en poudre, une cuillerée à café.
Sucre, deux cuillerées à bouche.

A prendre une cuillerée à bouche de deux en deux heures.

31° POTION PURGATIVE.

Sulfate de soude, deux cuillerées à bouche.
Sucre, deux cuillerées à bouche.
Jus d'un citron.
Eau, deux tiers de litre.

A prendre le matin à jeun un verre de demi en demi-heure.

32° AUTRE POTION PURGATIVE.

Sel d'Epsom, deux cuillerées à bouche.
Poudre de jalap, un paquet.
Eau sucrée, un litre.

A prendre le matin à jeun un verre de demi-heure en demi-heure.

33° AUTRE POTION PURGATIVE.

Jalap, un paquet.
Eau-de-vie, une cuillerée à bouche.
Infusion de thé ou de camomille sucrée, une tasse.

A prendre le matin à jeun en une seule fois.

34° BOUILLON PURGATIF.

Bouillon de veau ou bouillon à l'oseille, un litre.
Sel d'Epsom, trois cuillerées à bouche.

A prendre le matin à jeun un verre de demi en demi-heure.

35° BIÈRE PURGATIVE.

Crème de tartre, une cuillerée à bouche.
Jalap, un demi paquet.
Bière, deux verres.

Laissez en contact pendant vingt-quatre heures ; passez et prenez un verre à jeun, un autre verre deux heures après.

36° AUTRE BIÈRE PURGATIVE.

Jalap, un paquet.
Rhubarbe en poudre, un paquet.
Bière, une bouteille.

Laissez en contact pendant vingt-quatre heures, passez

et prenez le matin à jeun un verre de demi-heure en demi-heure.

37° LIMONADE LAXATIVE.

Emétique, un demi-paquet.
Crème de tartre, une cuillerée à bouche.
Eau bien sucrée, un litre.

A prendre le matin à jeun un verre de demi-heure en demi-heure.

38° AUTRE LIMONADE LAXATIVE.

Crème de tartre, une cuillerée à bouche.
Eau bouillante, un litre.

Laissez refroidir et ajoutez :

Eau de fleurs d'oranger, deux cuillerées à bouche.
Sucre, trois cuillerées à bouche.

A prendre le matin à jeun un verre de demi-heure en demi-heure.

39° ELECTUAIRE PURGATIF.

Prenez un paquet de jalap de deux grammes.
Et un paquet de calomélas de cinquante centigrammes.

Mêlez les deux poudres réunies avec une petite quantité de sirop, de confitures ou de mélasse. — A prendre en une seule fois le matin à jeun.

PRÉPARATIONS DIVERSES

40° POTION PECTORALE OU GOMMEUSE.

Gomme arabique, deux cuillerées à café.
Eau de fleurs d'oranger, une cuillerée à bouche.
Eau sucrée, deux tiers de verre.
Une cuillerée à bouche d'heure en heure.

41° POTION CALMANTE.

Laudanum de Sydenham, dix à vingt gouttes.
Eau de fleurs d'oranger, une cuillerée à bouche.
Gomme arabique, une cuillerée à café.
Eau sucrée, deux tiers de verre.

A prendre une cuillerée à bouche d'heure en heure.

42° POTION ETHÉRÉE.

Ether sulfurique, quinze gouttes.
Eau de fleurs d'oranger, une cuillerée à bouche.
Eau sucrée froide, un demi-verre.

Faites le mélange dans une fiole en agitant. Ne débouchez la fiole que pour administrer au malade une cuillerée à bouche de demi-heure en demi-heure, ou d'heure en heure, et rebouchez immédiatement.

43° POTION CALMANTE SÉDATIVE.

Laudanum de Sydenham, quinze gouttes.
Ether sulfurique, vingt gouttes.
Eau de fleurs d'oranger, une cuillerée à bouche.
Eau sucrée froide, un demi-verre.

Faites le mélange dans une fiole en agitant. Ne débouchez la fiole que pour administrer au malade une cuillerée à bouche de demi-heure en demi-heure et rebouchez immédiatement. — Chaque fois que vous êtes pour donner une cuillerée du médicament, agitez le mélange avant de déboucher la fiole, parce que l'éther monte à la surface et se volatilise.

44° POTION CALMANTE SÉDATIVE.

Laudanum de Sydenham, vingt gouttes.
Ether sulfurique, trente gouttes.
Eau de fleurs d'oranger, une cuillerée à bouche.
Eau sucrée froide, un demi-verre.

Mêmes recommandations que pour le n° 43.

45° POTION EXCITANTE

Teinture de cannelle, deux cuillerées à café.
Laudanum de Sydenham, dix gouttes.
Eau de fleurs d'oranger, trois cuillerées à bouche.

A prendre une cuillerée à café de quart en quart d'heure ou de demi en demi-heure.

46° POTION EXCITANTE.

Teinture de cannelle, une cuillerée à café.
Bon vin rouge, quatre cuillerées à bouche.
Thé sucré chaud, un verre.

A prendre en trois fois à demi-heure d'intervalle.

47° POTION CORDIALE.

Teinture de cannelle, une cuillerée à café.
Vin rouge, un demi-verre.
Sucre, deux cuillerées à bouche.
Eau, trois cuillerées à bouche.

Faites d'abord dissoudre le sucre dans l'eau, ajoutez la teinture de cannelle, puis le vin ; mêlez.

A prendre une cuillerée à bouche de demi-heure en demi-heure.

48° POTION TONIQUE.

Teinture de quinquina, une cuillerée à café.
Bon vin rouge, quatre cuillerées à bouche.
Infusion de camomille sucrée, un demi-verre.

A prendre en trois fois à demi-heure d'intervalle.

49° POTION CONTRE L'IVRESSE.

Ammoniaque liquide, douze gouttes.
Eau sucrée, un demi-verre.

Mêlez bien et faites prendre en trois fois à un quart d'heure d'intervalle.

50° POTION CONTRE LES COLIQUES VENTEUSES.

Laudanum de Sydenham, six gouttes.
Teinture de cannelle, douze gouttes.
Eau de fleurs d'oranger, une cuillerée à bouche.
Eau sucrée, un demi-verre.

A prendre une cuillerée à bouche de quart d'heure en quart d'heure.

51° POTION CONTRE LA DIARRHÉE.

Amidon, une cuillerée à café,
Eau bouillante, un demi-verre.

Délayez et ajoutez, après refroidissement :

Alcool de menthe, six gouttes.
Laudanum de Sydenham, quinze gouttes.
Sucre, une cuillerée à bouche.

A prendre une cuillerée à bouche d'heure en heure.

52° POTION NITRÉE.

Sel de Nitre, une cuillerée à café.
Gomme arabique, une cuillerée à café,
Eau bien sucrée, deux tiers de verre.

A prendre une cuillerée à bouche d'heure en heure, ou de deux en deux heures.

53° POTION EMÉTISÉE.

Emétique, trois paquets de cinq centigrammes.
Eau de fleurs d'oranger, une cuillerée à bouche.
Eau bien sucrée, un verre.

A prendre une cuillerée à bouche d'heure en heure.

Si le malade vomit on ne donne qu'une cuillerée de deux heures en deux heures ; si malgré cela le malade vomit encore on ne lui donne que deux cuillerées à café de deux en deux heures. Si les vomissements continuent on suspend le médicament jusqu'au lendemain où on essaye de le reprendre.

Si le médicament provoque une purgation abondante on le suspend jusqu'au lendemain.

54° POTION POUR FACILITER L'EXPECTORATION.

Ipécacuanha, la moitié d'un paquet de cinquante centigrammes.

Jetez dans eau bouillante un demi-verre, laissez infuser pendant une demi-heure, décantez et ajoutez:

Laudanum de Sydenham, huit gouttes.
Eau de fleurs d'oranger, une cuillerée à bouche.
Sucre, une cuillerée à bouche.

A prendre une cuillerée à bouche d'heure en heure.

55° LAIT DE POULE.

Battez un jaune d'œuf bien frais avec du sucre en poudre; ajoutez ensuite et peu à peu un verre d'eau bouillante et une cuillerée à bouche d'eau de fleurs d'oranger.

56° POTION AVEC LA SOLUTION D'IODURE DE POTASSIUM.

Solution d'Iodure de potassium (suivant la formule) une cuillerée à café.
Eau sucrée, un verre.

A prendre la moitié le matin à jeun, la moitié le soir au moment du coucher.

57° VIN DE QUININE.

Sulfate de quinine, cinq paquets de un gramme.

Vin de madère, un demi-litre.

A prendre une cuillerée à bouche matin et soir.

58° VIN DE QUINQUINA.

Quinquina jaune royal concassé, trois cuillerées à bouche.

Bonne eau-de-vie, un demi-verre.

Laissez macérer pendant vingt quatre heures dans un vase fermé; jetez ensuite dans un litre de bon vin blanc ou rouge. Laissez macérer pendant huit jours en agitant de temps en temps. — A prendre une cuillerée à bouche matin et soir.

59° VIN DE QUINQUINA AVEC LA TEINTURE.

Teinture de quinquina, trois cuillerées à bouche.

Bon vin rouge, un litre.

A prendre deux cuillerées à bouche matin et soir.

REMÈDES POUR L'USAGE EXTÉRIEUR.

60° GARGARISME VINAIGRÉ.

Vinaigre de vin, deux cuillerées à bouche.

Tisane d'orge sucrée, un verre.

Mêlez. — Pour user quatre à cinq fois dans la journée.

61° GARGARISME ANTI-SCORBUTIQUE.

Teinture de quinquina, deux à trois cuillerées à café.
Eau sucrée, un verre.

Mêlez. — Pour user quatre à cinq fois dans la journée.

Des lavements.

Les lavements se donnent toujours tièdes sauf les cas que nous indiquerons plus tard. — Avant de donner un lavement il faut toujours renverser la seringue la canule en haut, et chasser, en poussant le piston, l'air qu'elle pourrait contenir; le liquide apparaissant à l'extrémité indique que l'air est complétement expulsé. — Avant de donner les lavements calmants avec le laudanum, l'éther, le lavement au sulfate de quinine, on doit d'abord donner un lavement émollient, (n° 62) pour vider l'intestin des matières qu'il peut contenir. Un quart d'heure après l'évacuation du lavement émollient on donne le lavement médicamenteux. Ce dernier devant être conservé par le malade se compose d'une petite quantité de liquide, ordinairement un verre. Si le lavement chargé d'un remède actif est rendu dans les dix minutes qui suivent son administration, on recommence l'opération.

62° LAVEMENT ÉMOLLIENT.

Graine de lin, une cuillerée à bouche.

Faites bouillir dans assez d'eau pour avoir un demi-litre de décoction. — Passez.

63° LAVEMENT D'AMIDON.

Amidon, une cuillerée à bouche.
Eau bouillante, un demi-litre. — Mêlez.

64° LAVEMENT HUILEUX.

Huile d'olives, deux cuillerées à bouche.
Un jaune d'œuf.
Décoction de graine de lain, un demi-litre.

Battez l'huile d'olives avec le jaune d'œuf, ajoutez ensuite, peu à peu et en agitant, l'eau de graine de lin. Le jaune d'œuf a pour but de rendre l'huile miscible à l'eau; faute de cette petite opération préliminaire l'huile, malgré tous vos efforts, viendrait à la surface du liquide.

65° LAVEMENT PURGATIF.

Huile de lin, une cuillerée à bouche.
Un jaune d'œuf.
Sel d'Epsom, deux cuillerées à bouche.
Infusion de camomille, un demi-litre.

Battez l'huile de lin avec le jaune d'œuf, ajoutez ensuite, peu à peu et en agitant, l'infusion de camomille dans laquelle vous aurez fait dissoudre le sel d'Epsom.

66° LAVEMENT PURGATIF.

Huile de ricin, trois cuillerées à bouche.
Deux jaunes d'œufs.
Infusion de camomille, un demi-litre.

Battez l'huile de ricin avec les jaunes d'œufs et ajoutez

ensuite, peu à peu et en agitant, l'infusion de camomille.

67° LAVEMENT PURGATIF.

Gros sel de cuisine, une forte cuillerée à bouche.
Eau chaude, un demi-litre.

Faites dissoudre.

68° LAVEMENT PURGATIF.

Huile d'olives, deux cuillerées à bouche.
Un jaune d'œuf.
Sel de cuisine, une cuillerée à bouche.
Eau, un demi-litre.

Battez l'huile avec le jaune d'œuf, et ajoutez ensuite peu à peu et en agitant, l'eau dans laquelle vous aurez fait dissoudre le sel de cuisine.

69° LAVEMENT DE RATANHIA.

Ratanhia concassée, une cuillerée à bouche.
Eau bouillante, un demi-litre.

Laissez infuser une heure et passez.

70° LAVEMENT CALMANT.

Amidon, une cuillerée à café.
Eau bouillante, deux tiers de verre.
Laudanum de Sydenham, dix à vingt gouttes.

Faites dissoudre l'amidon dans l'eau bouillante et ajoutez ensuite le laudanum.

71° LAVEMENT AVEC L'ÉTHER.

Éther sulfurique, vingt gouttes.
Eau tiède, un verre.

Mêlez en agitant et administrez aussitôt préparé. — Que l'eau soit à peine tiède, froide même dans les latitudes chaudes, sans quoi l'éther s'évaporerait complétement.

72° LAVEMENT AVEC LE SULFATE DE QUININE.

Sulfate de quinine, un à trois paquets de cinquante centigrammes.
Eau tiède, un verre.

Faites dissoudre en mélangeant.

73° INJECTION ASTRINGENTE.

Extrait de saturne, huit gouttes.
Laudanum de Sydenham, vingt gouttes.
Eau, deux tiers de verre.

Mêlez. Une injection matin et soir.

74° COLLYRE RÉSOLUTIF ET CALMANT.

Fleur de sureau, une petite pincée.
Eau bouillante, un verre.

Laissez infuser pendant vingt minutes, passez et ajoutez :

Laudanum de Sydenham, vingt gouttes.

Pour laver les yeux trois à quatre fois dans la journée.

75° EAU BLANCHE

Extrait de saturne, deux cuillerées à café.
Eau, un litre.

Mêlez. — Pour lotions et pour imbiber des compresses.

76° EAU VÉGÉTO-MINÉRALE.

Extrait de saturne, deux cuillerées à café.
Eau-de-vie, un demi-verre.
Eau, un litre.

Mêlez. — Pour lotions et pour imbiber des compresses.

77° EAU-DE-VIE CAMPHRÉE.

Camphre gros comme une noix, ou une cuillerée à bouche.
Eau-de-vie, ou tafia un litre.

78° EAU-DE-VIE SAVONNEUSE RÉSOLUTIVE.

Savon blanc, gros comme deux noix.
Eau-de-vie ou tafia, un litre.

Rapez le savon avant de le mettre dans l'eau-de-vie. — Aidez la dissolution en agitant de temps en temps.

79° LINIMENT VOLATILE CAMPHRÉ.

Ammoniaque, liquide une cuillerée à café.
Camphre, une cuillerée à café.
Huile d'olives, trois cuillerées à bouche.

Mettez le tout dans une fiole, bouchez et agitez. —

Pour frictions pendant cinq à six minutes, deux fois par jour, à l'aide d'un morceau d'étoffe de laine.

80° LINIMENT AMMONIACAL OPIACÉ.

Ammoniaque liquide, une cuillerée à café.
Huile d'olives, trois cuillerées à bouche.
Laudanum de Sydenham, une cuillerée à café.

Mettez le tout dans une fiole, bouchez et agitez. — Pour frictions, deux fois par jour à l'aide d'un morceau d'étoffe de laine.

81° LINIMENT TÉRÉBENTHINÉ.

Essence de térébenthine, trois cuillerées à bouche.
Huile d'olives, trois cuillerées à bouche.

Mêlez en agitant.

Si le liniment produit de la rougeur ou des cloches, augmentez la quantité d'huile. Si au contraire le liniment n'est pas assez fort, augmentez la quantité d'essence de térébenthine.

Pour frictions, deux fois par jour, pendant cinq à dix minutes chaque fois, à l'aide d'un morceau de flanelle.

82° LINIMENT CALMANT.

Baume tranquille, une à deux cuillerées à café.
Huile d'olives, trois à quatre cuillerées à bouche.

Mêlez. — Pour frictions, deux fois par jour, à l'aide d'un morceau d'étoffe de laine.

83° HUILE CAMPHRÉE.

Camphre, une cuillerée à café.
Huile d'olives, quatre cuillerées à bouche.

Faites dissoudre en agitant.

84° LINIMENT AVEC LE BAUME OPODELDOCH.

Baume opodeldoch, deux cuillerées à café.
Eau-de-vie, trois cuillerées à bouche.
Baume tranquille, une cuillerée à café.

Mêlez à l'aide d'une cuiller dans une tasse, et renfermez dans une fiole.

Pour frictions, deux fois par jour.

85° CATAPLASMES ÉMOLLIENTS. — Ils se font avec de la farine de lin, du riz, du pain, du biscuit ou de la fécule.

Les cataplasmes avec la farine de lin n'ont pas besoin de bouillir, il suffit de délayer la farine avec de l'eau bouillante et d'en faire une pâte molle.

Nous rappelons ici que les cataplasmes émollients, destinés à être placés sur des parties enflammées, ne doivent jamais être très-chauds, mais tièdes.

86° CATAPLASME SINAPISÉ. — Faites un cataplasme de farine de lin et saupoudrez-en la surface avec de la farine de moutarde.

87° CATAPLASME CALMANT. — Faites bouillir une tête de pavot dans un demi-litre d'eau.

Avec la décoction bouillante délayez de la farine de lin.

88° CATAPLASME CALMANT. — Faites un cataplasme avec la farine de lin, et arrosez-le soit avec une demi-cuillerée à café de laudanum de Sydenham, soit avec une demi-cuillerée à café de baume tranquille.

89° SINAPISME. — Délayez de la farine de moutarde avec de l'eau chaude de manière à en faire une pâte.

Étendez sur un linge en couche d'une épaisseur d'un demi-centimètre. Appliquez à nu.

Le sinapisme ne doit être laissé en place que pendant un quart d'heure à vingt minutes. Il est inutile que l'eau dont on se sert pour délayer la moutarde soit bouillante. Il ne faut pas ajouter de vinaigre; le vinaigre nuit en effet à l'action de la moutarde au lieu de l'aider.

90° BAIN DE PIEDS AVEC LA FARINE DE MOUTARDE.

Farine de moutarde, six cuillerées à bouche;
Eau chaude, un seau.

91° BAIN DE PIEDS AVEC LE SEL DE CUISINE.

Sel de cuisine, une poignée;
Eau chaude, un seau.

92° BAIN DE PIEDS AVEC L'EAU DE MER. — Mettez les pieds dans un seau d'eau de mer modérément chaude.

Réchauffez ensuite en ajoutant peu à peu de l'eau très-chaude.

Vous pouvez de cette manière prendre ou donner un bain de pieds à une température assez élevée sans douleur.

93° SINAPISME AVEC L'ESSENCE DE TÉRÉBENTHINE.—Trempez dans de l'essence de térébenthine un morceau de flanelle ou d'étoffe de laine plié en plusieurs doubles; imbibez bien, et appliquez sur l'endroit désigné.

Le sinapisme avec l'essence de térébenthine doit être laissé en place plus longtemps que celui de farine de moutarde. On l'enlève, quand la partie sur laquelle il est appliqué est devenue rouge, et que le malade y accuse une vive sensation de chaleur.

PRÉPARATIONS AVEC QUELQUES-UNS DES MÉDICAMENTS CONTENUS DANS LE COFFRE DE L'ÉMIGRATION.

94° TISANE AVEC LE BICARBONATE DE SOUDE.

Bicarbonate de soude, une petite cuillerée à café;
Eau sucrée, un litre.

Faites dissoudre : à boire dans la journée, soit pure, soit au repas mélangée avec un peu de vin.

95° POTION CONTRE LES VOMISSEMENTS.

1re *Solution :* Bicarbonate de soude, une petite cuillerée à café;

Eau, un verre ;

Faites dissoudre.

2e *Solution :* Acide tartrique, une demi-cuillerée à café ;
Eau sucrée, un verre.

Faites dissoudre. Donnez successivement une cuillerée de l'une des solutions, puis une cuillerée de l'autre.

96° LIMONADE GAZEUSE.

Eau sucrée et aromatisée, une bouteille.

Ajoutez : Bicarbonate de soude, une forte cuillerée à café ;

Acide tartrique, une petite cuillerée à café.

Bouchez vivement, ficelez et mettez à rafraîchir.
La bouteille employée doit être très-solide.

97° POMMADE SOUFRÉE.

Soufre, une partie ;
Graisse de porc, deux à trois parties.

Faites fondre la graisse au bain-marie ou sur un feu doux ; la graisse étant devenue liquide, ajoutez le soufre peu à peu en mélangeant; agitez de temps en temps avec un bâtonnet jusqu'à ce que la graisse soit refroidie.

Une friction matin et soir sur les parties affectées.

98° SOLUTION RÉSOLUTIVE.

Teinture d'arnica, une partie ;
Eau, trois parties.

Pour imbiber des compresses que l'on place sur les parties atteintes de contusion.

99° POTION FERRUGINEUSE.

Teinture martiale éthérée, six à vingt gouttes;
Eau sucrée, un verre.

A prendre la moitié le matin, la moitié le soir.

100° POTION ASTRINGENTE ET FORTIFIANTE.

Teinture de cachou, une à trois cuillerées à café;
Vin rouge, un demi-verre;
Eau sucrée, un demi-verre.

A prendre en quatre fois dans la journée.

101° GARGARISME ASTRINGENT ET FORTIFIANT.

Teinture de cachou, quatre cuillerées à café;
Eau sucrée, deux tiers de verre.

Pour user cinq à six fois dans la journée

CHAPITRE V.

De quelques ressources pour les malades que l'on trouve en cours de voyage en dehors du coffre.

BISCUIT. PAIN.

Prenez la moitié d'un biscuit ou l'équivalent en croûtes de pain, faites bouillir pendant vingt minutes dans assez d'eau pour avoir un litre de décoction; passez. Ainsi se fait la tisane dite eau panée que l'on peut donner dans les mêmes cas que la tisane d'orge. On sucre au goût du malade.

Le biscuit et le pain, comme le riz, peuvent servir à faire des cataplasmes émollients.

BLANCS D'OEUFS.

Si vous avez des œufs bien conservés, prenez deux œufs, enlevez les jaunes, placez les blancs dans un bol, battez-les avec deux ou trois cuillerées à bouche de sucre en poudre; ajoutez ensuite peu à peu un litre d'eau et si cela vous est possible le jus d'un citron ou deux cuillerées à bouche d'eau de fleurs d'oranger. Vous obtiendrez ainsi la tisane dite albumineuse, l'une des meilleures et des plus agréables dans la dysenterie.

L'eau albumineuse plus chargée, c'est-à-dire contenant un plus grand nombre de blancs d'œufs, quatre à six pour un litre d'eau tiède, est le meilleur médicament à donner dans la plupart des empoisonnements. Administrée en abondance elle provoque le vomissement, neutralise le poison et ne peut faire aucun mal à l'individu empoisonné.

CAFÉ.

Outre les avantages que présente le café donné comme aliment aux équipages dans les climats chauds, nous avons à vous signaler ici son emploi dans une maladie grave contre laquelle vous vous trouvez sans ressource, vu qu'il vous est impossible de faire l'opération difficile et dangereuse qu'elle réclame. Je veux parler de la hernie étranglée.

On a donné récemment à plusieurs reprises et avec succès le café à haute dose dans cette terrible maladie, voici de quelle manière : On fait une forte infusion de café modérément torréfié et récemment moulu. On en donne un fort demi-verre de demi en demi-heure. Lorsque le malade a pris six à huit doses on cherche à faire rentrer la hernie, ou mieux encore le malade qui a l'habitude de la faire rentrer, se livre à sa manœuvre accoutumée en se mettant dans la position que l'expérience lui a montrée comme la plus favorable. Je le répète, ce moyen récemment publié a été plusieurs fois suivi de succès, et comme il n'a rien de dangereux, je vous engage, le cas échéant, à l'employer aussitôt que vous aurez reconnu la maladie.

EAU DE MER.

Administrée à l'intérieur, l'eau de mer a une action irritante assez énergique. A la dose de trois ou quatre verres elle agit comme purgatif mais en occasionnant souvent des vomissements.

On l'emploie quelquefois à la dose d'un verre le matin à jeun pour combattre la constipation, comme remède d'affections rebelles de la peau, enfin pour obtenir la résolution d'engorgements des glandes.

EAU-DE-VIE. TAFIA. SAVON.

En faisant dissoudre du savon dans de l'eau-de-vie ou du tafia, vous obtiendrez un liquide résolutif qui peut servir avantageusement en frictions et en compresses sur les entorses, foulures, et même sur les vieux rhumatismes.

ESSENCE DE TÉRÉBENTHINE.

L'essence de térébenthine qui existe à bord en grande quantité peut servir à faire de sinapismes. On prend un morceau de flanelle ou d'une étoffe de laine quelconque plié en plusieurs doubles, on l'imbibe d'essence de térébenthine et on l'applique sur les parties où l'on veut attirer le sang. L'effet est généralement plus lent à se produire qu'avec la moutarde, néanmoins l'essence est quelquefois assez active pour produire des cloches comme le vésicatoire.

En mélangeant deux parties d'essence de térébenthine avec une partie d'huile d'olives on obtient un liniment avantageux dans la sciatique, le rhumatisme chronique. On imbibe une flanelle du mélange et l'on frictionne la partie malade. Si cette partie devenait rouge et présentait des cloches, c'est que le liniment serait trop actif, et il faudrait alors augmenter la quantité d'huile.

FEUILLES D'ORANGER.

Pendant le séjour du navire aux colonies vous pouvez avoir ces feuilles sans dépense. Leur infusion, à la dose d'une pincée pour un litre d'eau bouillante, donne une tisane anti-spasmodique agréable. Vous pouvez ajouter quelques unes de ces feuilles en faisant les tisanes d'orge, de riz, l'eau panée.

Lorsque l'infusion de feuilles d'oranger est refroidie

vous pouvez y ajouter deux cuillerées à café de gomme arabique en poudre.

GOUDRON.

On donne le goudron en tisane aux individus atteints de la chaudepisse, à ceux qui ont des rhumes chroniques avec grande abondance de crachats. Voici comment on opère :

On prend la valeur de trois à quatre cuillerées à bouche de goudron, on en barbouille l'intérieur d'un vase que l'on a préalablement lavé et bien séché. Le vase barbouillé, on passe dedans de l'eau que l'on jette, puis on le remplit d'une autre quantité d'eau. Quand l'eau est restée en contact avec le goudron pendant cinq à douze heures, suivant la température plus ou moins chaude des lieux où l'on se trouve, la tisane est préparée. Le malade prend chaque jour trois à quatre verres de cette eau en ayant soin de remplir chaque fois le vase qui peut servir ainsi pendant quatre à cinq jours sans nouvelle addition de goudron.

HUILE D'OLIVES.

Avec l'huile d'olives on fait un lavement purgatif très-doux de la manière suivante : Prenez deux cuillerées à bouche d'huile d'olives, battez-les avec un jaune d'œuf, et ajoutez ensuite peu à peu et en agitant un demi-litre d'eau tiède. Le jaune d'œuf sert à rendre miscible, à l'eau, l'huile qui sans cela surnagerait.

L'huile sert en outre à faire des liniments en la mélangeant avec des médicaments tels que l'ammoniaque, l'essence de térébenthine, le baume tranquille, etc.

ORANGES ET CITRONS.

Ces fruits servent à faire des limonades. Si vous en avez à bord, ou si vous êtes à même de vous en procurer, donnez-les en abondance aux gens atteints de scorbut.

OSEILLE DE CONSERVE.

Faites faire du bouillon avec l'oseille de conserve pour y dissoudre ou délayer certains purgatifs tels que le sel d'Epsom, le sulfate de soude, le jalap, etc. — Donnez au malade qui aura pris une purgation un à deux litres de ce bouillon comme boisson pour faciliter l'effet du médicament.

RIZ.

Deux cuillerées à bouche de riz que l'on fait bouillir dans assez d'eau pour avoir un litre de décoction donnent une tisane agréable, légèrement nourrissante, pour les individus atteints de diarrhée.

Avec le riz bouilli on fait des cataplasmes émollients qui peuvent remplacer ceux de farine de semence de lin, lorsque cette farine vient à faire défaut.

VINAIGRE.

Une à deux cuillerées à bouche de vinaigre pour un litre d'eau bien sucrée, donnent une tisane qui a pour effet de provoquer la sueur et d'augmenter les urines. Cette tisane est convenable dans la jaunisse, dans l'empoisonnement par les moules.

Trois cuillerées à bouche de vinaigre dans un demi-litre de tisane d'orge forment un gargarisme utile dans le cas de maladie des gencives avec haleine fétide.

CHAPITRE VI

De quelques médicaments contenus dans le coffre que l'on pourrait supprimer complètement ou remplacer par d'autres préparations plus faciles à conserver et à employer.

Observations sur les quantités de certains médicaments et sur les divisions de quelques autres.

Dans le rapide examen que nous venons de faire des médicaments contenus dans le coffre, nous en avons signalé plusieurs d'un usage difficile, d'autres qui se gâtent facilement, d'autres, enfin, qui sont sans usage. Rappelons ici ces faits en quelques mots :

Nous pensons qu'on pourrait supprimer sans inconvénients :

La manne qui s'altère très-vite et est de peu d'usage ;

La pommade au garou qui n'est jamais employée ; sur un grand nombre de coffres, que nous avons examinés au retour de campagne, nous avons toujours trouvé le vase dans l'état où il était au départ;

10.

Les têtes de pavots, médicament infidèle.

La poudre de cantharides et l'emplâtre à vésicatoire pourraient être remplacés par l'une des toiles ou sparadraps vésicants que l'on trouve aujourd'hui dans toutes les pharmacies. Nous savons par expérience que ces toiles vésicantes se conservent très-bien à bord et pendant fort longtemps. Le vésicatoire ainsi tout préparé, prêt à être appliqué, serait employé plus souvent, et c'est là un moyen énergique, sans danger, même entre des mains inexpérimentées, qui peut rendre dans plusieurs maladies des services incontestables.

L'emplâtre de diachylon gommé et l'emplâtre de vigo seraient également remplacés avec avantage par les sparadraps de diachylon et de vigo, que l'on garantirait à l'intérieur par un papier préparé exprès, comme nous savons que cela se pratique déjà chez plusieurs pharmaciens fournisseurs de la marine.

Quelques médicaments d'un usage très-fréquent font souvent défaut, parce que la quantité prescrite par l'ordonnance se trouve un peu faible en face des nombreux cas qui nécessitent leur emploi, ce sont :

Le baume de copahu qui de 125 à 192 grammes pourrait être porté à 300 et 500 grammes.

L'huile de palma-christi, l'un des purgatifs très-employés par les capitaines, qui, de 125 à 192 grammes, pourrait être porté à 300 et 500 grammes.

L'onguent jaune est presque toujours complétement employé, au lieu de 64 et 120 grammes, quantité réellement insuffisante, on en pourrait donner 150 et 250 grammes.

Même réflexion pour l'onguent gris qui de 48 et 64 grammes, pourrait être porté à 150 et 250 grammes.

Le laudanum et l'éther pourraient, comme M. Raoul l'a indiqué dans son instruction, être dédoublés en deux flacons au lieu d'un; ces flacons tiennent très-peu de place, ils sont d'un usage assez fréquent, et si l'un d'eux venait à être brisé ou renversé il resterait la ressource de l'autre.

Il serait à désirer d'un autre côté que l'on fît concorder les divisions des mêmes médicaments dans les deux coffres. Ainsi il y aurait avantage à placer dans le coffre ordinaire des paquets d'ipécacuanha de un gramme et de cinquante centigrammes, au lieu de ceux de quarante centigrammes.

De même pour le sulfate de quinine que l'on mettrait en paquets de vingt-cinq et de cinquante centigrammes, au lieu de ceux de vingt centigrammes.

Si le calomel, au lieu d'être mis en bloc dans un flacon, était divisé comme dans le coffre de la côte d'Afrique en paquets de un gramme et de cinquante centigrammes, nous sommes persuadé que l'on s'en servirait assez souvent et très-utilement; tandis qu'avec le coffre actuel les capitaines n'y touchent jamais, sauf par hasard pour le pansement d'un chancre.

Les pilules de Segond et les pilules d'aloès, calomel et

savon, figureraient tout aussi utilement dans le coffre ordinaire que dans celui pour les bâtiments qui fréquentent la côte d'Afrique. Seulement le nombre de ces pilules pourrait, pour le coffre ordinaire, être réduit au tiers de celui exigé pour le coffre supplémentaire. Ainsi au lieu de deux cents et trois cents pilules de Segond, on en prendrait cinquante et soixante-quinze; au lieu de cent et cent-cinquante pilules d'aloès, calomel et savon, on en prendrait aussi cinquante et soixante-quinze.

Les fleurs et autres médicaments secs devraient, au lieu d'être contenus dans des sacs de toile ou de papier, être renfermés dans de petites boîtes de fer-blanc carrées et à couvercles à charnières. Cette modification a déjà été adoptée dans plusieurs coffres que nous avons examinés. Ces boîtes s'arriment bien et tiennent peu de place.

CHAPITRE VII

De quelques médicaments qui ne figurent ni dans le coffre ordinaire, ni dans le coffre supplémentaire, et qui cependant seraient utiles en cours de campagne.

En première ligne nous placerons une préparation ferrugineuse. L'anémie, comme le savent aujourd'hui presque tous les capitaines qui ont fait un séjour un peu long dans les pays chauds, est un état morbide dans lequel tombent très-souvent leurs hommes et eux-mêmes, soit à la suite des maladies de ces pays, soit simplement sous l'influence du climat. Le fer est le remède par excellence de l'anémie, aucun autre médicament ne peut lui être comparé, ni le remplacer. Il serait donc urgent que les coffres continssent une préparation ferrugineuse. Jusqu'à ce que ce desiderata soit rempli vous pourrez user de la préparation suivante : Sur une poignée de clous rouillés versez un litre d'eau bouillante, laissez en contact pendant vingt-quatre heures. Vous donnerez de cette eau ferrée deux à quatre tasses par jour. Ne la filtrez pas, la filtration la prive de presque toutes ses propriétés.

La préparation ferrugineuse à placer dans le coffre doit pouvoir se conserver pour ainsi dire indéfiniment, et, d'un autre côté, se présenter sous un volume peu considérable. Sur les navires de guerre pour certaines campagnes on a donné la préférence à trois médicaments, ce sont les boules ferrugineuses de Nancy, la limaille de fer et le perchlorure de fer.

LIMAILLE DE FER. — FER RÉDUIT PAR L'HYDROGÈNE.

Ce médicament peut se conserver indéfiniment, comme il n'est pas dangereux, de légères erreurs dans sa dose sont sans inconvénient. On en donne une petite pincée, ou encore ce qui peut tenir sur la pointe d'un couteau, c'est-à-dire gros comme deux lentilles.

Le fer réduit par l'hydrogène donne des résultats plus satisfaisants que la limaille de fer ; il est un peu plus cher, mais la quantité à mettre dans le coffre est si minime que cette condition de prix ne doit pas entrer en considération. Nous voudrions voir dans le coffre un flacon de soixante grammes de fer réduit. La dose du fer réduit par l'hydrogène est la même que celle de la limaille de fer.

REMÈDES CONTRE LES MALADIES VÉNÉRIENNES.

Une affection malheureusement très-fréquente, et en face de laquelle le coffre vous laisse complétement désarmé, c'est la vérole. Je sais bien que l'armement ne doit rien, en fait de traitement, à l'homme qui a contracté cette maladie. Combien de fois, néanmoins, n'avez-vous pas regretté de vous trouver impuissant à combattre les accidents que vous aviez sous les yeux, n'ayant rien à leur opposer, sauf quelques remèdes inefficaces qu'un charlatanisme éhonté met assez souvent entre vos mains? Combien de fois nous est-il arrivé, à nous médecins des ports, de constater le triste état dans lequel arrivent, au retour d'une campagne un peu longue, les hommes atteints de ces affections, malgré le chlore et autres panacées? Il serait cependant possible, sinon facile, de guérir ces hommes sans grande dépense pour l'armement, et la santé publique ne s'en trouverait pas plus mal; car ces gens guéris, ou du moins passablement blanchis, ne viendraient pas, au milieu des débauches qui suivent presque toujours l'arrivée, jeter les germes de leur maladie contagieuse sur un terrain fertile et très-fréquenté.

Quoi qu'on vous en ait dit et quelles que soient vos craintes à ce sujet, je dois vous affirmer ici que les préparations mercurielles sont les seuls remèdes réellement efficaces dans le traitement des accidents primitifs de la vérole. Ces préparations, administrées sagement, avec les précautions que nous vous indiquerons en traitant des maladies vénériennes, ne méritent pas la terrible réputation qu'on leur a faite. Bien loin de là, si tous ceux qui en ont usé, bien souvent sans le savoir, venaient rendre compte des résultats obtenus par ce mode de traitement, les sels de mercure jouiraient à juste titre d'une réputation égale à celle des médicaments les plus en vogue.

Là aussi, il nous faut un médicament d'un petit volume, d'une conservation sûre, d'une administration facile. Une seule préparation nous a semblé réunir ces qualités ; ce sont les pilules bleues.

Pilules mercurielles dites pilules bleues. — La formule que nous conseillerions d'adopter pour ces pilules est celle de la pharmacopée d'Édimbourg. Ces pilules se trouvent dans la plupart des coffres anglais et américains; elles sont d'une conservation pour ainsi dire indéfinie. Nous avons employé de ces pilules qui étaient fabriquées depuis six mois et avaient fait le voyage, aller et retour, de New-York, en été ; elles étaient aussi actives que le premier jour.

Les Américains emploient ces pilules dans les affections du foie comme purgatif et fondant; ils les donnent alors à la dose de trois à quatre. Dans les maladies vénériennes, où le médicament doit être continué pendant longtemps, la dose est d'une pilule le matin à jeun, au plus de deux pilules, une le matin, une le soir, une heure avant ou trois heures après les repas.

Aux pilules mercurielles, il serait à désirer qu'on ajoutât l'iodure de potassium.

Iodure de potassium. — L'iodure de potassium serait placé dans le coffre en solution titrée, de manière à pouvoir être administré facilement sans l'usage des balances. En dissolvant 100 grammes d'iodure de potassium dans un mélange de 300 grammes d'eau et de 100 grammes d'alcool, on aurait un liquide qui contiendrait un gramme d'iodure de potassium pour cinq grammes ou une cuillerée à café du liquide. Cette solution se donnerait à la dose de une à trois cuillerées à café dans un demi-litre d'eau sucrée à prendre en trois ou quatre fois dans sa journée.

CAMPHRE.

L'eau-de-vie camphrée est d'un fréquent usage à bord, c'est l'un des médicaments qui se trouvent presque toujours épuisés avant le retour du navire. Pour éviter d'encombrer le coffre en augmentant la quantité d'eau-de-vie camphrée, nous pensons qu'on pourrait ajouter au nombre des médicaments prescrits cent à deux cents grammes de camphre en morceaux ou en poudre. Avec gros comme une noix de camphre et un litre d'eau-de-vie ou de tafia, on ferait facilement de l'eau-de-vie camphrée au moment du besoin. On obtiendrait de même l'huile camphrée pour frictions.

Je crois que c'est ici le lieu de vous prémunir contre l'abus que l'on a fait et que l'on fait souvent encore de ce médicament. Si je conseille de l'introduire dans le coffre, l n'en faudrait pas conclure que je suis sur le point de me rendre aux raisons de certains livres que vous avez presque tous achetés, livres dans lesquels le camphre est recommandé sous diverses formes comme un préservatif universel, d'après l'hypothèse que toutes les maladies tiennent à des insectes parasites que ce médicament détruit. Inutile d'entrer ici dans une discussion qui n'aurait aucun résultat pratique. Qu'il me suffise donc de vous dire qu'il est absurde de rattacher toutes les maladies à une même cause, insectes parasites ou autres, et qu'il est non moins absurde de croire à l'existence d'un remède universel, fût-ce le camphre et même le chlore. — Un fait seul reste incontestable, c'est que le camphre est un remède énergique que nous ne nous faisons pas faute d'employer souvent. Si les fameuses cigarettes de camphre, si la poudre de camphre prisée à outrance, n'ont pas guéri ou prévenu toutes les maladies pour lesquelles on les a conseillées, il n'en est pas moins vrai que ces moyens peuvent rendre service dans les toux opiniâtres, la migraine, le rhume de cerveau.

BAUME DU COMMANDEUR.

Peu de coffres partent sans que ce médicament y soit placé sur la demande du capitaine. C'est un remède populaire, très en usage parmi les marins, auquel on pourrait sacrifier une petite place, d'autant qu'il n'est pas sans efficacité dans certains cas que nous indiquerons. La quantité de 100 à 150 grammes serait suffisante.

BAUME TRANQUILLE.

Pour faire des liniments calmants, il suffirait de 60 à 75 grammes de baume tranquille. L'introduction de ce médicament et son emploi dans plusieurs formules calmantes permettrait de ménager le laudanum de Sydenham, et de remplir des indications auxquelles ne satisfait pas ce dernier.

Ainsi, par exemple, avec une cuillerée à café de baume tranquille, et trois cuillerées à bouche d'huile d'olive, on obtient un liniment calmant très-efficace et très-facile à préparer.

CHLORURE DE CHAUX SEC.

Ce médicament peu dispendieux est de tous les désinfectants celui qui, à bord des navires, peut rendre le plus de service avec le moins de frais.

Le chlorure de chaux sec se conserve pour ainsi dire indéfiniment, pourvu qu'il soit renfermé dans des vases que l'on a le soin de tenir bien clos ; soit un vase en terre, en verre ou en bois à ouverture assez large pour qu'on puisse y puiser le chlore avec une cuillère ou avec une spatule. Quatre à six litres de ce médicament seraient suffisants.

Quant à la manière d'user du chlorure de chaux, elle est des plus simples. Il suffit, en effet, de jeter une dizaine de cuillerées à bouche de chlorure de chaux dans un seau d'eau, d'agiter le mélange avec lequel on asperge les objets à désinfecter. Avec la main ou une balayette, on projette cette eau dans les bouteilles, les urinoires, sur les planchers et murailles des chambres et des portes.

On asperge de ce mélange les murailles intérieures de la câle et des entreponts en se servant d'un balai; au lieu du seau on prend alors une baille dans laquelle on peut largement tremper le balai.

Par les ouvertures qui se trouvent à la partie supérieure du vaigrage, on jette quelques seaux de l'eau ainsi préparée, de distance en distance, de chaque côté sur la longueur du navire. De cette manière, le chlorure de chaux se rend jusqu'aux canaux des anguilliers et désinfecte l'eau, souvent si puante, qui arrive aux pompes. On peut ensuite sans danger lever les paraclores et nettoyer les canaux; ce qui n'est pas à dédaigner, car l'on a vu quelquefois ceux qui ont fait cette opération être atteints d'accidents graves.

INSTRUMENTS, USTENSILES ET OBJETS DIVERS.

Nous avons remarqué que le poêlon en fer-blanc, exigé par l'ordonnance, ne servait jamais; c'est donc un ustensile encombrant qui est bon à supprimer.

La peau blanche deviendrait inutile du moment qu'on remplacerait les magdaléons d'emplâtres par les toiles ou sparadraps.

Les objets à ajouter seraient :

1° Deux suspensoirs pour servir au moins de modèle ;

2° Un biberon en étain pour les malades qui ont de la peine à se redresser dans leur lit ;

3° Un plat bassin pour les individus atteints de fractures et pour les malades qu'il est impossible de faire lever pour satisfaire à leurs besoins ;

4° Au lieu de deux bougies, douze bougies graduées, c'est-à-dire assorties de grosseur, dans un étui en carton ;

5° Au lieu de deux sondes, douze sondes, aussi assorties de grosseur, dans une boîte en carton ;

6° Une pince à échardes.

7° On exige un tiers du linge, c'est-à-dire deux à trois kilogrammes en draps pour bande. Il suffirait d'un kilogramme de linge préparé d'avance en bandes, de longueurs et de largeurs variées, bien roulées; cela rendrait service en plus d'un cas; puis deux à trois kilogrammes de linge fin en compresses ; on compléterait par une pièce de calicot. Le linge à pansement est cher et assez rare, et le calicot peut, sans inconvénient, le remplacer dans bien des cas. A bord des navires anglais on n'exige pas de linge, mais seulement une pièce de calicot plus ou moins longue, suivant le nombre des hommes d'équipage.

D'après la lecture des quelques pages qui précèdent, vous avez pu vous convaincre que les innovations que nous proposons ne sont pas très-nombreuses, qu'elles n'augmentent pas sensiblement le volume du coffre, et qu'elles n'entraîneraient pas un excès de dépense capable d'alarmer les armateurs. Nous pensons néanmoins que le coffre ainsi composé serait suffisant pour traiter les maladies les plus fréquentes en cours de voyage. Une plus grande variété de médicaments encombrerait le coffre, vous jetterait dans l'embarras du choix sans aucune utilité pour les malades. Mieux valait donc vous donner des indications précises sur l'emploi d'un petit nombre de médicaments d'une utilité incontestable.

Les innovations que nous proposons ne sont pas la suite de considérations théoriques faites au coin du feu; elles sont le résultat des observations de plusieurs années de navigation sur les bâtiments de commerce, laps de temps pendant lequel nous avons noté les maladies les plus fréquentes en cours de voyage, et les remèdes les plus efficaces à leur opposer; elles sont aussi le résultat de l'étude des coffres et instructions des marines étrangères, et surtout des marines anglaises et américaines. La plupart de ces innovations ont été depuis longtemps introduites dans les coffres anglais et américains.

Pour nous résumer, nous donnons à la page suivante le tableau du coffre tel que nous le proposons. Nous avons changé quelques chiffres du coffre ordinaire, mais cela porte sur des quantités minimes et n'a pour but que de donner les quantités en fractions plus rondes, et ne rappelant plus les anciennes divisions en onces et gros.

Un décret du 2 juillet 1853 ayant ordonné qu'il ne serait plus embarqué de chirurgien que sur les navires ayant au moins trente hommes d'équipage, on formait le coffre des navires dans cette condition en combinant les deux séries; il nous a semblé plus rationnel d'établir une troisième colonne pour les quantités de médicaments à placer dans le coffre de ces navires.

CHAPITRE VIII

Projet de nomenclature du contenu d'un coffre d'après les innovations que nous avons signalées.

NOMS DES MÉDICAMENTS	QUANTITÉS		
	de 8 à 12 hommes	de 13 à 19 hommes	de 20 à 29 hommes
	grammes.	grammes.	grammes.
Acide tartrique	40	60	90
Ammoniaque liquide (alcali volatil)	30	50	75
Amidon	200	300	400
Baume du commandeur	100	150	200
Baume de copahu	300	500	750
Baume opodeldoch solide	75	125	200
Baume tranquille	60	75	100
Calomélas (à la vapeur et lavé) en paq. de 1 gr.	15	20	25
d° d° de 50 centigram.	5	10	15
Camphre raffiné	100	125	150
Chlorure de chaux sec	4.000	6.000	8.000
Crème de tartre en poudre	200	250	300
Emétique en paquets de 5 centigr. chaque	1	1gr,20	1gr,50
Ether sulfurique. En deux flacons à l'émeri.	45	75	90
Extrait de saturne	125	150	175
Fer réduit par l'hydrogène	60	75	90
Fleurs de camomille romaine	30	60	90
Fleurs de sureau	30	60	90
Gomme arabique en poudre	250	500	750
Huile de ricin	300	500	750
Ipécacuanha en poudre. En paquets de 1 gr.	10	15	20
d° d° de 50 centigr.	5	10	15
Jalap en poudre. En paquets de 2 grammes.	16	24	32
Laudanum de Sydenham. En 2 flac. à l'émeri.	60	75	90
Onguent anti-psorique du Codex	150	200	250
Onguent jaune	150	200	250
Onguent mercuriel simple (onguent gris)	150	200	250
Pilules mercurielles (pilules bleues)	150 pilul.	200 pilul.	250 pilul.
Pilules de calomel, aloès et savon	45	60	75
Pilules de Segond	45	60	75
Rhubarbe en poudre. En paq. de 60 centigr.	18 gr.	24 gr.	30 gr.
Rhubarbe contuse. En paquets de 4 gramm.	16	24	32
Sel d'Epsom	300	500	750
Sel de nitre	30	60	90
Sulfate de quinine. En paquets de 25 centig.	4	5	6
d° En paquets de 50 centig.	6	10	14
Semence de lin	500	750	1.000
Solution d'iodure de potassium	400	400	400
Sparadrap de diachylon	1 mètre	2 mètres	3 mètres
Sparadrap de vigo cum mercurio	1/2 mèt.	1/3 mèt.	1 mètre
Sparadrap à vésicatoire	1 rouleau	1 rouleau	1 rouleau
Taffetas gommé	2 pièces	3 pièces	4 pièces
Teinture de canelle saturée	100 gr.	125 gr.	150 gr.
Teinture de quinquina saturée	200	250	300

LINGE, USTENSILES ET AUTRES OBJETS	QUANTITÉS de 8 à 12 hommes	de 13 à 19 hommes	de 20 à 29 hommes
Calicot (sans apprêt)	6 mèt.	8 mèt.	10 mèt.
Charpie fine	250 gr.	500 gr.	750 gr.
Fil retors	30 gr.	60 gr.	90 gr.
Galon de fil	15 mèt.	20 mèt.	25 mèt.
Linge (draps) coupé en bandes assorties de 3 à 6 centimètres de largeur, sur 1 à 3 mètres de longueur	1 kil.	1 kil.	1 kil.
Linge à pansement	2 kil.	3 kil.	4 kil.
Aiguilles et leur étui	12	12	12
Bandages herniaires, 1 droit, 1 gauche, avec sous-cuisses	2	2	2
Biberon en étain	1	1	1
Bougies assorties (dans une boîte en carton)	12	12	12
Ciseaux à linge	1 paire	1 paire	1 paire
Epingles	200	200	200
Eponges fines	2	2	2
Lancettes dans leur étui	2	2	2
Pinces à échardes	1	1	1
Plat-bassin en étain	1	1	1
Seringues à injection. Deux en étain, deux en verre	4	4	4
Seringue à lavement avec canule courbe en étain et deux canules en buis	1	1	1
Sondes assorties (dans une boîte en carton)	12	12	12
Suspensoirs	3	3	3
Urinal en étain	1	1	1

FORMULE DE LA SOLUTION
d'iodure de potassium

Iodure de potassium..	100	grammes.
Alcool rectifié.......	100	»
Eau distillée........	300	»

F.s.a. — Une demi-cuillerée à café à deux cuillerées à café dans un demi-litre d'eau sucrée à prendre en trois ou quatre fois dans la journée.

FORMULE DES PILULES MERCURIELLES
(pilules bleues)

Mercure.............	1	gramme.
Conserve de roses.....	1	»
Amidon..............	15	»

F.s.a. 100 pilules. — Une à deux pilules par jour, une heure avant ou trois heures après les repas.

CHAPITRE IX

Liste du coffre à médicaments pour les navires français qui emportent des émigrants.

Les quantités sont établies pour une traversée de 90 *à* 120 *jours.*

Numéros d'ordre.	NOMS des Médicaments	QUANTITÉS pour 100 passagers	pour 200 passagers	pour 300 passagers	Quantités par 100 passagers au-dessus de 300	OBSERVATIONS
		gramm.	gramm.	gramm.	gramm.	
1	Acide tartrique.......	120	150	180	30	
2	Alcoolé de menthe....	60	90	120	30	
3	Ammoniaque liquide..	120	120	120	30	
4	Baume de copahu.....	200	250	300	50	
5	Baume opodeldoch....	200	250	300	50	
6	Bicarbonate de soude..	120	150	180	30	
7	Calomélas à la vapeur et lavé..........	30	40	50	10	Divisé en paquets de 0,50 centigr.
8	Camomille (fleurs de).	100	120	140	20	
9	Camphre...........	120	120	150	30	
10	Cérat sans eau.......	200	250	300	50	
11	Chlorure de chaux....	3.000	4.000	5.000	1.000	
12	Crème de tartre en poud.	200	250	300	50	
13	Émétique en poudre..	2	3	4	1	Divisé en paquets de 0,05 centigr.
14	Éther sulfurique......	60	90	120	30	
15	Extrait de saturne....	120	120	150	30	
16	Gomme arabique en poudre...........	200	250	300	50	
17	Huile de ricin.......	1.000	1.500	2.000	500	
18	Ipécacuanha en poudre.	20	30	40	10	Divisé en paquets de 1 gramme.
19	Jalap en poudre......	50	70	90	20	Divisé en paquets de 2 grammes.
20	Laudanum de Sydenham	60	90	120	30	
21	Nitrate d'argent fondu.	15	20	25	5	
22	Onguent jaune........	120	150	200	50	Formule des hôpitaux de la marine.
23	Ong. mercuriel simple.	200	250	300	50	
		pilules.	pilules.	pilules.	pilules.	
24	Pilules mercurielles ..	100	125	150	25	Form. des blue-pills.
25	Pilules d'opium brut..	100	125	150	25	Contenant chacune 0,05 cent. d'opium brut
		gramm.	gramm.	gramm.	gramm.	
26	Poudre de Dower.....	15	30	45	15	Divisée en paquets de 0,25 centigr.
27	Rhubarbe en poudre..	60	90	120	30	
28	Sel d'Epsom.........	1.000	1.500	2.000	500	
29	Sel de nitre.........	60	90	120	30	
30	Soufre..............	120	150	180	50	
31	Sulfate de quinine....	20	25	30	5	Divisé en paquets de 0,25 centigr.

Numéros d'ordre	NOMS des Médicaments.	QUANTITÉS pour 100 passagers	pour 200 passagers	pour 300 passagers	Quantités par 100 passagers au-dessus de 300	OBSERVATIONS
		rouleaux	rouleaux	rouleaux	rouleau	
32	Sparadrap de diachylon.	3	4	5	1	
33	Sparadrap de vigo....	1	1/2	2	1/2	
34	Sparadrap vésicant....	1	1/2	2	1/2	
		gramm.	gramm.	gramm.	gramm.	
35	Teinture d'arnica.....	120	150	180	30	
36	Teint. martiale éthérée.	100	125	150	25	Teinture de Bestucheff ou de Klaproth.
37	Teinture de cachou...	120	150	180	30	
38	Teinture de quinquina.	200	250	300	50	
39	Calicot..............	6 mèt.	8 mèt.	10 mèt.	2 mètres	Sans apprêt.
40	Ciseaux	1 paire	1 paire	1 paire	» »	
41	Charpie.............	300	400	500	100	
42	Lancettes	2	2	2	» »	Dans un étui.
43	Plat-bassin en étain...	1	1	1	» »	
44	Seringues à injection..	6	6	6	» »	Dont deux en étain.
45	Seringue à lavement..	1	1	1	» »	En étain, avec six canules en buis.
46	Sondes en gomme élast.	6	6	6	» »	De grosseurs assorties. Dans une petite boîte en carton.
47	Bougies d°	6	6	6	» »	De grosseurs assorties
48	Urinal en étain......	1	1	1	» »	

FORMULES

(2) ALCOOLÉ DE MENTHE : Il devra contenir 4 gr. d'essence pour 30 d'alcool.

(22) ONGUENT JAUNE.

Cire jaune.. 12 parties.
Résine de pin 12 d°
Huile...... 16 d°

(24) PILULES MERCURIELLES (blue-pills).

Mercure......... 1 gr.
Conserves de roses 1 »
Amidon.......... 15 »
F.s.a. 100 pilules.

Dose : une à trois en 24 heures.

(25) PILULES D'OPIUM BRUT (opium-pills).

Opium brut.... 5 gr.
Poudre inerte... Q.s.
F.s.a. 100 pilules.

Chaque pilule contient 5 centigr. d'opium brut.

Dose : une à deux en 24 heures.

FORMULE DE LA TEINTURE MARTIALE ÉTHÉRÉE DITE DE BESTUCHEFF OU DE KLAPROTH.

Perchlorure de fer sec. . . . . . 4 parties.
Liqueur d'Hoffmann. . . . . . . 28 parties.

F. s. a. Dose : six à vingt gouttes dans un verre d'eau sucrée.

OBSERVATIONS

Dans l'intérêt de la conservation des objets contenus dans le coffre, il doit fermer à clef et être à compartiments disposés de telle sorte que les médicaments et ustensiles puissent y être facilement trouvés.

Il ne doit être mis dans le coffre à médicaments aucun objet étranger au traitement des malades.

Les médicaments, même ceux divisés en paquets, doivent être placés dans des flacons ou vases convenablement bouchés, pour les préserver de l'humidité.

Chaque coffre à médicaments doit contenir la liste des objets qui y sont placés, avec l'indication des quantités.

Cette liste sera accompagnée d'une traduction en anglais et en allemand ou en latin.

Lorsqu'il sera embarqué un chirurgien, ce dernier devra se trouver muni d'une trousse à pansements.

De quelques médicaments de la liste du coffre pour les navires qui transportent des émigrants.

Nous avons traité précédemment de la plupart des médicaments qui composent le coffre des navires destinés au transport des émigrants. Nous allons passer en revue les médicaments dont nous n'avons pas parlé jusqu'ici.

BICARBONATE DE SOUDE.

Le bicarbonate de soude se donne à la dose d'une demi-cuillerée à café à une petite cuillerée à café, dans un litre d'eau, à prendre dans la journée, contre les rhumatismes chroniques, la gravelle, la goutte, le catarrhe de la vessie.

Pour combattre les éructations, les aigreurs, faites dissoudre une demi-cuillerée à café de bicarbonate de soude dans un quart de verre d'eau sucrée; dans un autre verre, préparez la même quantité d'eau sucrée, et ajoutez-y le quart d'une cuillerée à café d'acide tartrique en poudre. Versez d'un verre dans l'autre et buvez au moment de l'effervescence.

Pour calmer les vomissements, faites dissoudre une cuillerée à café de bicarbonate de soude dans un verre d'eau ; une demi-cuillerée à café d'acide tartrique dans un autre verre d'eau que vous sucrerez. Donnez au malade une cuillerée à bouche de l'une de ces dissolutions, immédiatement suivie d'une cuillerée à bouche de l'autre dissolution.

Vous pouvez préparer de la limonade gazeuse de la manière suivante :

Remplissez une bouteille d'eau sucrée, ajoutez-y quatre à cinq gouttes d'alcoolé de menthe et une forte cuillerée à café de bicarbonate de soude. Ayez tout préparé un bouchon qui s'adapte bien à la bouteille, et du fil à voile. Jetez alors dans votre bouteille une petite cuillerée à café d'acide tartrique, bouchez vivement, ficelez et mettez à rafraîchir. Au bout d'un quart d'heure vous aurez de la limonade gazeuse. Vous pouvez remplacer l'alcoolé de menthe par le jus d'un citron ou d'une orange, mais alors c'est le bicarbonate de soude que vous mettez le dernier dans la bouteille afin que, pendant votre opération, ce sel ne soit pas décomposé en partie par l'acide du fruit. Ayez soin de vous servir d'une bouteille très-solide, comme une bouteille à champagne, par exemple, et qui ne soit ni fêlée, ni étoilée, pour éviter les accidents que pourrait occasionner la pression du gaz en faisant éclater la bouteille.

CÉRAT SANS EAU

On l'emploie au pansement des plaies, des brûlures, des vésicatoires, suivant les indications que nous avons données plus haut pour l'onguent jaune.

NITRATE D'ARGENT FONDU.

Le nitrate d'argent fondu, ou pierre infernale, sert à réprimer les chairs d'une plaie lorsque ces chairs dépassent la surface environnante et gênent ainsi la cicatrisation. On passe légèrement le crayon de nitrate d'argent en évitant, autant que possible, de toucher les bords de la cicatrice.

On touche aussi avec la pierre infernale les plaies de mauvaise nature, les chancres indolents.

PILULES D'OPIUM BRUT.

Les pilules suivant la formule indiquée contiennent chacune cinq centigrammes d'opium brut. La dose est de une à trois pilules en vingt-quatre heures, données de une à deux heures d'intervalle. Ces pilules se donnent dans les affections accompagnées de douleurs vives, pour amener un peu de sommeil; dans les rhumes avec toux quinteuse et fatigante, dans les diarrhées aiguës et chroniques, dans la dysenterie.

Nous répéterons ici ce que nous avons dit en parlant du laudanum ; il ne faut donner les pilules d'opium ni aux personnes qui sont constipées, ni à celles qui ont le sang porté à la tête, qui sont menacées de congestion cérébrale ou d'apoplexie. Il ne faut jamais donner même seulement le quart d'une de ces pilules à un enfant.

POUDRE DE DOWER.

La poudre de Dower est un médicament sudorifique et calmant que l'on donne avec avantage dans la bronchite aiguë, le rhumatisme aigu, la chaudepisse cordée. Elle agit très-efficacement après l'administration d'un purgatif. Elle procure un sommeil calme et son usage est moins souvent suivi de lourdeur de tête que celui du laudanum ou des pilules d'opium. La dose est de un à deux paquets que l'on administre en les mélangeant avec une petite quantité d'eau ou de tisane ; une à deux cuillerées de liquide sont suffisantes. Une heure après l'administration, on donne au malade quelques tasses d'une tisane chaude (tisane d'orge).

SOUFRE.

Le soufre mélangé avec de la graisse de porc, dans la proportion de une partie de soufre pour deux de graisse, fournit une pommade efficace contre la gale. Ce mélange peut se faire à froid, mais il est plus facile de faire fondre la graisse au bain-marie, puis lorsqu'elle est liquide on la mélange avec le soufre et on agite avec un bâtonnet jusqu'à refroidissement. — On frotte matin et soir avec cette pommade les parties qui portent des boutons.

SPARADRAP VÉSICANT.

Il suffit de couper un morceau de ce sparadrap, d'une dimension convenable, pour obtenir un vésicatoire tout prêt à être appliqué.

TEINTURE D'ARNICA.

La teinture d'arnica s'emploie comme résolutif et calmant contre l'entorse, les contusions suites de chutes ou de coups, les rhumatismes chroniques. On la mélange avec trois parties d'eau et on imbibe avec le liquide ainsi obtenu des compresses que l'on place sur la partie malade, et que l'on renouvelle deux ou trois fois en vingt-quatre heures.

TEINTURE MARTIALE ÉTHÉRÉE.

La teinture martiale éthérée est une préparation ferrugineuse qui trouve son emploi dans l'anémie ou appauvrissement du sang, affection très-commune à la suite des fièvres intermittentes ou du séjour dans les pays marécageux. Elle sert aussi à remédier à la chloro-anémie des femmes, que l'on appelle vulgairement pâles couleurs.

Pour obtenir un effet persistant de ce médicament, il faut en continuer l'usage régulièrement pendant plusieurs semaines, et quelquefois beaucoup plus longtemps. Vous constaterez qu'il agit si les lèvres de votre malade deviennent rouges et vermeilles de blanches qu'elles étaient, si la voûte du palais, qui est blanchâtre dans l'anémie, redevient rosée.

La dose de la teinture martiale éthérée est de dix à vingt gouttes pour vingt-quatre heures; on l'administre dans un verre d'eau sucrée que le malade prend en deux fois, la moitié le matin, la moitié le soir.

TEINTURE DE CACHOU.

La teinture de cachou est un médicament astringent et fortifiant, elle convient dans les diarrhées sans fièvre, dans le scorbut, dans certaines hémorrhagies.

La dose est de vingt gouttes à trois cuillerées à café que l'on donne dans un demi-verre d'eau sucrée, da une potion gommeuse, dans du vin rouge, ou enfin dans de la tisane de riz.

On peut faire un gargarisme astringent pour les scorbutiques avec quatre cuillerées à café de teinture de cachou et deux tiers de verre d'eau sucrée.

FIN

TABLE ALPHABÉTIQUE

V

TABLE DES CHAPITRES

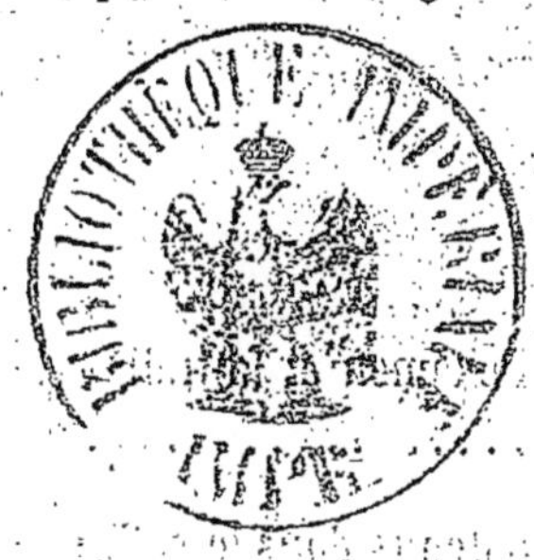

Paris. — Imp. VALLÉE, 15, rue Breda.

www.ingramcontent.com/pod-product-compliance
Ingram Content Group UK Ltd.
Pitfield, Milton Keynes, MK11 3LW, UK
UKHW020152220726
13923UKWH00001B/483

9 782019 282745